养老护理技术指导手册

孟红燕　丁　蔚　主编

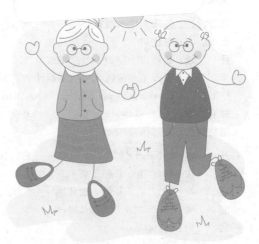

老吾老以及人之老

科学护理　品质晚晴

苏州大学出版社

Soochow University Press

图书在版编目(CIP)数据

养老护理技术指导手册 / 孟红燕,丁蔚主编. —苏州:苏州大学出版社,2017.8
(居家养老护理实践指导丛书)
ISBN 978-7-5672-2204-5

Ⅰ.①养… Ⅱ.①孟… ②丁… Ⅲ.①老年人－护理学－技术手册 Ⅳ.①R473.59-62

中国版本图书馆 CIP 数据核字(2017)第 197666 号

书　　　名	：	养老护理技术指导手册
主　　　编	：	孟红燕　丁　蔚
策　　　划	：	刘　海
责任编辑	：	刘　海
装帧设计	：	刘　俊
出版发行	：	苏州大学出版社(Soochow University Press)
出 品 人	：	张建初
社　　　址	：	苏州市十梓街 1 号　邮编：215006
印　　　刷	：	苏州工业园区美柯乐制版印务有限责任公司
E-mail	：	Liuwang@suda.edu.cn　QQ：64826224
邮购热线	：	0512-67480030
销售热线	：	0512-65225020
开　　　本	：	630 mm×960 mm　1/16　印张：13.5　字数：182 千
版　　　次	：	2017 年 8 月第 1 版
印　　　次	：	2017 年 8 月第 1 次印刷
书　　　号	：	ISBN 978-7-5672-2204-5
定　　　价	：	29.00 元

凡购本社图书发现印装错误,请与本社联系调换。

服务热线：0512-65225020

编委会名单

主　审　李惠玲

主　编　孟红燕　丁　蔚

副主编　赵雪萍　顾　洁　李春会

编　委　王　萃　卢海霞　任　凯　陶春霞

　　　　刘丽珺　周　菊　周金懿　胡银冰

　　　　纪传云　韩　菊

图　片　葛宾倩　马国臻　孙梦娟

科学护理　品质晚晴

——策划人语

　　随着社会经济的飞速发展和民众生活水平的日益提高，中国正在步入老龄化社会，如雨后春笋般涌现的机构养老和居家养老为解决老年朋友的后顾之忧提供了一定的保障，希望通过加强自身的健康管理来提高生活质量的老年朋友也越来越多，针对此，本书策划编辑特邀苏州大学护理学院的养老护理专家精心编写了《养老护理技术指导手册》。

　　该手册分日常护理篇、消化饮食篇、清洁照护篇、居家安全篇、运动康复篇、中医护理技术篇、家用新设备篇七个部分，对体温与血压的测量与护理、进食护理、急救护理等诸多身心护理技术做了详尽而科学的指导，并推介了一些有代表性的老年团体健康促进活动，在保证医护知识科学性的基础上，语言通俗易懂，图文并茂，有较强的可操作性。

　　本书既适合老年朋友阅读，也能够为养老护理专业人士提供观念与技术的指导及帮助。相信广大老年朋友和从事养老护理工作的专业人员一定能够从中汲取到有益的知识性营养，给自己和他人一个美好的人间晚晴天。

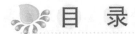

目 录

消化饮食篇

居家安全篇

运动康复篇

家用新设备篇

附录　老年团体健康促进活动

日常护理篇

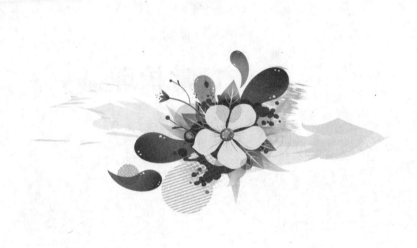

第一章　体温的测量与护理

 问题1：老年人的体温正常范围是多少？

给老年人测体温一般以口腔、直肠和腋窝的体温为代表，其中直肠体温最接近深部体温，但在家庭中最实用的一般是测量口腔及腋窝的体温。成年人正常体温值范围如下：口腔舌下温度为37℃（范围36.5℃～37.5℃），直肠温度在37.5℃左右。所谓正常体温并不是一个具体的温度点，而是一个温度范围。老年人由于代谢率低，故体温略低于成年人。此外，一般清晨2～6时体温最低，下午4～8时体温最高，其变动范围在0.5℃～1℃。同时运动与情绪激动时交感神经兴奋，运动时骨骼肌收缩，均可使体温略有升高。

 问题2：日常生活中常用的体温计有哪些？各有什么特点？

1．水银体温计

（1）口表（图1-1）：口表盛水银的端较细长，可用于口腔温度或腋窝温度的测量。

（2）肛表：盛水银的一端呈圆柱形，较短，用于直肠测温。

一般家庭中选用的水银体温计为口表。

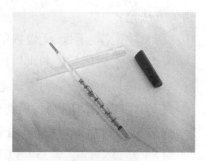

图1-1　口表

水银体温计是由一根有刻度的真空玻璃毛细管构成。其末端有贮液槽，内盛水银。当水银槽受热后，水银膨胀而沿着毛细管上升，其高度和受热程度成正比。体温表的毛细管下端和水银槽之间有一凹缩处，可使水银柱遇冷不致下降。体温计和刻度为 35℃ ~ 42℃, 每 1℃ 之间分成 10 小格, 每一小格表示 0.1℃, 在相当于 0.5℃ 和 1℃ 的地方用较粗且长的线标示。在 37℃ 处则染以红色。

2. 电子体温计

常用的电子体温计是通过红外线来进行体温的测量, 多分为接触式和非接触式两种。常见的接触式红外体温计是耳温计, 只要一秒钟, 就能从耳朵测得准确体温。当老年人持续发烧时, 可以随时测量, 快速得知体温变化。

非接触式红外体温计最常见的是额温枪, 不用接触, 只需将探头对准受测者的额头, 按下测量钮, 仅用几秒钟就可得到测量数据, 非常适合老年人。

问题 3: 老年人测量体温前需要做些什么准备?

老年人处于安静状态下, 取坐位或卧位。测腋窝体温须擦干腋窝汗液; 使用额温枪测量须擦干额头汗液。

问题 4: 如何用水银体温计 (口表) 测量体温 (口腔温度)?

口腔测温适用于清醒、合作状态下无口鼻疾的老年人。具体测量方法是:

(1) 取干净、干燥、无破损的干净水银体温计 (口表) 一支。

(2) 将水银体温表的水银甩至 35℃ 以下。

(3) 将口表水银端斜放于老年人的舌下热窝 (舌系带两侧)。

(4) 老年人紧闭口唇, 但勿用牙咬。

(5) 3 分钟后取出口表, 用干净纱布擦净, 读度数。

(6) 将体温计甩至 35℃ 以下, 收回。

问题 5: 如何用水银体温计 (口表) 测量体温 (腋下温度)?

腋下测温常用于清醒、昏迷或不能合作的老年人。注意: 消瘦者不宜使用。具体测量方法是:

(1) 取干净、干燥、无破损的干净水银体温计 (口表) 一支。

（2）将水银体温表的水银甩至35℃以下。

（3）将体温计水银端放于腋窝深处紧贴皮肤，屈臂过胸，必要时托扶老年人的手臂（图1-2）。

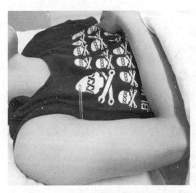
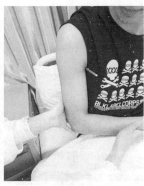

图1-2　屈臂过胸,托扶老年人的手臂测体温

（4）5～10分钟后取出口表，用干净纱布擦净，读度数（图1-3）。

（5）将体温计甩至35℃以下，收回。

问题6：如何用水银体温计（肛表）测量体温？

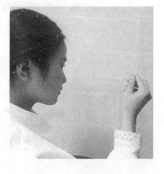

直肠测温常用于不能在口腔或腋下测温者。有心脏疾病的老年人不宜使用，因为肛表刺激肛门后，可使迷走神经兴奋，导致心动过缓。具体测量方法是：

图1-3　读体温计度数

（1）取干净、干燥、无破损的干净水银体温计（肛表）一支。

（2）将水银体温表的水银甩至35℃以下。

（3）老年人侧卧、屈膝仰卧或俯卧位，露出臀部。

（4）在肛表水银端涂润滑油。

（5）将体温计轻轻插入肛门3～4厘米。

（6）3分钟后取出，用卫生纸擦净肛表，读度数。

（7）将体温计甩至35℃以下，放入消毒液内浸泡。

问题7：如何用电子体温计(耳温计)测量体温？

（1）备好耳温计，并给探头装上一个耳套。

（2）按启动键。

（3）一手轻轻向上向后拉一下老年人的耳朵，以拉直耳道。

（4）另一手持耳温计将探头轻柔缓慢地伸入老年人耳道，使耳温计尽量对准耳道底部鼓膜部位。

（5）按下测量钮，几秒钟后就可得到测量数据，退出耳道，读数。

 问题8：如何用电子体温计(额温枪)测量体温？

（1）备好额温枪。

（2）按下启动键。

（3）将额温枪探头对准老年人额头。

（4）额温枪距离额头5厘米以内。

（5）按下测量钮，几秒钟后就可得到测量数据，读数。

 问题9：测量体温有哪些注意事项？

测量体温的注意事项主要有：

（1）使用水银体温计时，要注意腋下有无创伤、手术或炎症；腋下出汗较多者、肩关节受伤或消瘦夹不紧体温计者不能用腋温测量法，可选用电子体温计进行测量。

（2）用水银体温计测量体温前后，甩表时勿触及他物，以防碰碎体温计。

（3）凡给精神异常、昏迷及危重老年人使用水银体温计测体温时，应用手扶托体温计，防止体温计失落或被折断。

（4）老年人睡眠时不测量体温，应在将其唤醒后再测。

（5）老年人如果进冷(热)饮食、吸入蒸汽、面颊冷热敷等，须隔30分钟后方可进行口腔测温；如果沐浴、酒精擦浴，应隔30分钟后方可进行腋下测温；老年人灌肠、坐浴后，必须隔30分钟方可直肠测温。

（6）如果老年人不慎咬破体温计吞下水银，应立即口服大量牛奶或蛋白，使汞和蛋白结合，以延缓汞的吸收，并立即送医院紧急处理。在不影响病情的情况下，可服大量精纤维食物（如韭菜）或吞服内装棉花的胶囊，使水银被包裹而减少吸收，并增进肠蠕动，加速汞的排出。

（7）老年人体温过高或过低均应严密观察，必要时送医院及时处理。

 问题 10：读取体温表度数后，如何判断老年人是否发热以及发热的程度（以口腔温度为例）？

以下数据可作为判断老年人发热及发热程度的参考值：

（1）低热：体温 37.5℃ ~ 37.9℃，如结核病、风湿热。

（2）中等热：体温 38℃ ~ 38.9℃，如一般性感染性疾病。

（3）高热：体温 39℃ ~ 40.9℃，如急性感染性疾病。

（4）超高热：体温 41℃ 以上，如中暑。

 问题 11：测量后发现老年人体温过高，在家应该采用哪些方法降温？

在家时，一旦发现老年人体温偏高，应及时给予降温处理。通常所选用的降温方法为物理降温。家庭中常用的物理降温方法包括温水擦浴、酒精擦浴、冷毛巾冷敷等。

问题 12：怎样进行温水（酒精）擦浴降温？

（1）准备温水或医用酒精、擦浴毛巾。温水擦浴时，准备的温水温度在 32℃ ~ 34℃，略低于平常洗澡水的温度。

（2）擦浴前注意保护老年人的隐私，关好门窗，老年人取卧位。

（3）如果有条件，可以将室内温度调节到 21℃ ~ 24℃。

（4）将毛巾用温水或医用酒精浸湿，拧干浸湿毛巾缠在手上成手套式，准备擦拭。

（5）擦拭上肢：让老年人露出一侧上肢，护理人员自老人颈部沿上臂外侧擦至背部,自胸部经腋窝内侧至手心。同法擦拭其另一上肢。

（6）擦拭背部：协助老年人侧卧,使其露出背部,护理人员自老人颈部向下擦拭全背部,擦干后为其穿好上衣。

（7）擦拭下肢：让老年人露出一侧下肢,护理人员自老人髋部沿腿的外侧擦至足背,自腹股沟的内侧擦至踝部,自股下经腘窝擦至足跟。同法擦拭其另一下肢。

（8）擦干后为老人穿好裤子,协助其盖好被子。

（9）温水（酒精）擦浴30分钟后,再次为老年人测量体温。

 问题13：温水（酒精）擦浴降温的注意事项有哪些？

（1）擦浴过程中应注意保暖。

（2）擦浴过程中应注意保护老年人的隐私,避免暴露过多。

（3）擦浴过程中应注意保护老年人的安全,避免坠床的发生。

（4）擦浴全过程不宜超过20分钟。

（5）物理降温禁忌的部位主要有：

① 枕后、耳廓、阴囊处：冷敷易引起冻伤。

② 心前区：冷敷可导致反射性心率减慢、心房纤颤或心室纤颤及房室传导阻滞。

③ 腹部：冷敷易引起腹泻。

④ 足底：冷敷可导致反射性末梢血管收缩,影响散热或引起一过性冠状动脉收缩。

（6）随时观察老年人的体温变化,如持续高温,应及时送往医院。

（7）腋窝、肘窝、腹股沟、腘窝等大血管丰富处宜多擦拭片刻,以促进散热。

（8）擦浴过程中应注意观察患者的反应,若出现寒颤、面色苍白、脉搏呼吸异常,应立即停止擦浴,并及时做出相应处理。

第二章 血压的测量与护理

 问题1：血压是什么？

血压是指在血管内流动的血液对血管壁的侧压力。临床上所谓的血压一般是指动脉血压。机体内不同的血管其血压也不同，其中动脉血压最高，其次为毛细血管压，静脉血压最低。由于心脏交替收缩和舒张，因而动脉压也随之波动。当血液射入主动脉，此时动脉的压力最高，称为收缩压；当心脏舒张时，动脉管壁弹性回缩，压力降至最低位，称为舒张压。收缩压与舒张压之间的压力差称为脉压。平均动脉压为舒张压加1/3脉压，它与各器官和组织的血流量直接相关。动脉血压与心输出量、血液黏稠度和外周阻力成正比，与血管壁的弹性成反比。

 问题2：老年人的正常血压范围是多少？

血压通常以肱动脉血压为标准。世界卫生组织和《高血压防治指南》规定：正常成人安静时血压≥140/90mmHg，即称为高血压；≤90/60mmHg为低血压。老年人可以存在单纯性收缩期高血压，即收缩压≥140mmHg而舒张压≤90mmHg。正常人的动脉血压经常在一个较小的范围内波动，保持相对恒定，但可因各种因素的影响而发生改变。

 问题3：影响老年人血压值的因素有哪些？

动脉血压随年龄的增长而增高。正常人血压一般傍晚高于清晨。过度劳累或睡眠不佳时，血压稍有升高。受寒冷刺激时血压可上升，在高温环境中血压可下降。紧张、恐惧、害怕、兴奋及疼痛等精神状态的改变，易致收缩压升高，而舒张压则无变化。此外，饮食、吸烟、饮酒等也会影响血压值。一般右上肢血压高于左上肢,因为右侧肱动脉来自主动脉弓的第一大分支无名动脉,左侧肱动脉来自动脉弓的第三大分支左锁骨下动脉,由于能量稍有消耗,故测得压力稍低 $0.3 \sim 0.5 kPa(2 \sim 4mmHg)$。下肢血压比上肢高 $2.6 \sim 5.3 kPa(20 \sim 40mmHg)$,因为股动脉的管径较肱动脉粗,血流量多,故在正常情况下,下肢血压比上肢高。

问题4:测量血压的常用部位有哪些?

测量血压的常用部位有肱动脉、桡动脉、股动脉。其中上肢肱动脉是最常测部位。应避免测量瘫痪侧及手术侧肢体。

问题5:什么时候测量血压最好?

以清晨(6 点至 10 点)服药前、起床一小时内排空膀胱后、早餐前坐位为最佳测量血压时间。

有症状时不论什么时间都要马上测血压。

在每天的同一时间测量具有持续测量血压的意义。

问题6:血压监测的频率以多少为宜?

血压监测频率因人而异。高危人群建议每月量一次血压;调药期间须每天 2 次连测 7 天血压;高血压控制稳定患者每周测量一次。

问题7:测量血压应该测量哪一侧的手臂?

第一次量血压时应该测量双侧上臂,以明确哪侧手臂血压较高,以血压高的一侧作为血压测量的上肢。正常人右上肢血压一般高于左上肢,如果两臂血压差超过 20mmHg,则要警惕。

问题8:常说的血压"双峰一谷"是什么意思?

正常人血压以 24 小时为一个周期,反复发生昼夜节律性变化。一般地说,日间血压高于夜间,日间血压波动较大,尤其是收缩压。收缩压在凌晨 2:00 ~ 3:00 处于最低谷,以后呈上升趋势,早晨起床活动后迅速上升,6:00～9:00收缩压达到第一峰值,下午4:00～6:00可略高,此为第二峰值,之后开始缓慢下降。所以,24小时动态血压监测曲线呈"双峰一谷"。

 问题9:家庭血压计的正确使用方法是什么?

为了操作的简便性和准确性,家庭血压计最好选用上臂式电子血压计及水银汞柱式血压计。

1.水银汞柱式血压计测量血压方法(测量上肢肱动脉)

这是临床医务人员广泛使用、常见且测量结果真实可靠的一类血压计,但因仪器内含水银,故分量较重、体积偏大,且不方便携带。水银是具有挥发性的有毒重金属,如不慎打破水银玻璃帽致其外泄,则存在中毒的危险。所以必须是熟练操作者使用。

(1)准备血压计、听诊器(图1-4)。

(2)露出老年人上臂,注意袖口不可太紧,以防止影响血流,并褪去多余的衣袖,最多保留一件薄衣,伸直肘部,手掌向上。

(3)放平血压计,打开盒盖呈90°垂直位置(图1-5)。

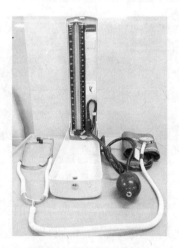

图1-4　血压计、听诊器

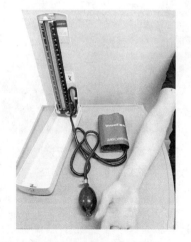

图1-5　放平血压计,打开盒盖呈90°垂直位置

(4)将袖带缚于老人上臂,平整无折地缠于其上臂,袖带下缘

距肘窝 2 ~ 3 厘米,不可过紧或过松,以能放入一指为宜(图1-6)。

(5) 打开水银槽开关(图1-7)。

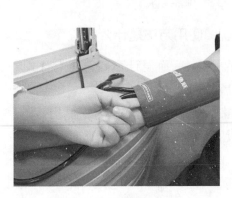
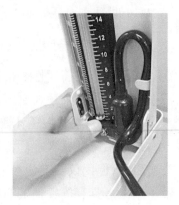

图1-6　将袖带缚于上臂　　　　图1-7　打开水银槽开关

(6) 戴上听诊器,将听诊器胸件放在肘部肱动脉搏动处(图1-8)。

(7) 一手固定胸件,另一手关闭控制气门的螺旋帽(图1-9)。

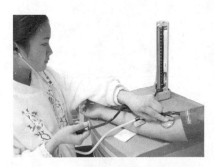
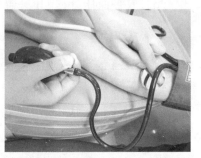

图1-8　戴上听诊器,将听诊器胸件　　图1-9　固定听诊器胸器位置,
　　　放在肘部肱动脉搏动处　　　　　　关闭气囊阀门

(8) 充气:握住输气球向袖带内打气至肱动脉搏动音消失,再将水银柱升高 20 ~ 30mmHg。此时,听诊器听不到任何声音(图1-10)。

(9) 放气:放开气球阀门,向外缓慢放气,以水银柱下降 4mmHg/s 的速度慢慢松开气门,使气袖内压力降低,水银柱缓慢下

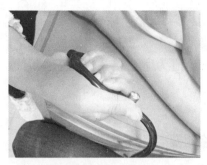

图1-10　按压气囊,充气

降。当气袖内的压力等于或稍低于收缩压时,可以听到脉搏动音,听到第一个声音所对应的血压计读数值即为收缩压。继续放气,在气袖内压力低于收缩压而高于舒张压的这段时间内,心脏每收缩一次均可听到一次动脉搏动音。当气袖内压力等于或稍低于舒张压时,血流恢复通畅,涡流消失,则声音突然减弱,很快消失,声音消失前最后一声动脉搏动音所对应的血压计读数值即为舒张压。

（10）将气放尽,然后将血压计向水银槽倾斜45度角,此时关闭水银槽开关(防止水银倒流)。拧紧控制气门的螺旋帽,整理袖带放回盒内,合上血压计(图1-11)。

（11）记录测得的数值,记录方式为分数式,即收缩压/舒张压。

2. 上臂式电子血压计测量法

（1）准备:按说明书连接血压计主机、袖带和电源。测量前请被测试

图1-11　关闭阀门

者保持平静,放松情绪。要求其勿憋尿、勿抽烟或运动。如刚运动过,则请被测试者静坐15～30分钟后再测量。

（2）体位与定位:取坐位或卧位均可,将血压计袖带排尽空气后绑缚于被测试者右侧或左侧手臂,注意袖带与心脏保持在同一水平高度,袖带下缘距肘横纹约两横指,松紧度以可容纳一指为宜。

（3）测量:顺序按下"开机"及"开始"按钮,等待血压计自动充气、放气并测量。在整个过程中,要求被测试者保持平静规律呼

吸,手臂和手掌自然放松,勿收缩肌肉,勿握拳。

(4)待自动测量完毕后,让被测试者休息1~2分钟,再以同样方法测量一次,以两次测量的平均值为所测得的血压值。记录测得的数值。

(5)松开袖带,收好血压计。

 问题10:老年人高血压的监测要点及注意事项有哪些?

(1)三个"要":要在清晨(6点至10点)服药前测量,要在起床一小时内排空膀胱后测量,要在早餐前坐位或平卧位测量。

(2)四个"定":定部位(左臂或右臂)、定体位(坐位或平卧位)、定血压计、定时间。同时注意测量站立时的血压,防止体位性低血压,每天坚持测量,定期复诊,携带血压记录。

(3)老年人在测量血压前应休息15分钟,以消除劳累或缓解紧张情绪,以免影响血压值。

(4)为偏瘫老年人测血压时,应测量健侧,以防患侧血液循环障碍,不能真实地反映血压的动态变化。

(5)定期检查血压计。水银血压计的检查方法:关紧气门充气,若水银不能上升至顶部,则表示水银量不足或漏气,该血压计不得使用。

(6)为了免受血液重力作用的影响,用水银血压计测血压时,心脏、肱动脉和血压计"0"点应在同一水平位上。坐位:平第四肋。仰卧位:平腋中线。

(7)当发现血压异常或听不清时,应重测。先将袖带内气体驱尽,汞柱降至"0"点,稍待片刻再测量。

(8)水银血压计打气不可过猛、过高,以免水银溢出。

(9)电子血压计要保持电池电力充足,及时更换电池。

第三章　测量脉搏与呼吸

 问题1：老年人的正常脉搏有哪些特点？

　　脉搏是指动脉有节律的搏动。由于心脏的周期性活动，动脉内压和容积发生节律变化，这种变化以波浪形式沿动脉壁向外周传播，形成脉搏。老年人在安静时，每分钟脉搏为60~100次。正常情况下，脉率和心率是一致的。当脉率微弱难以测得时，可以测心率。脉搏可随年龄、性别、情绪、运动等因素而变动。一般女性比男性稍快，运动和情绪变化时可暂时加快，休息和睡眠时较慢。

 问题2：测量脉搏的部位有哪些？

　　凡位于身体浅表、靠近骨骼的动脉（可以触及搏动），均可用以诊脉。常用的有桡动脉，其次有颞浅动脉、颈动脉、肱动脉、腘动脉、足背动脉、胫后动脉、股动脉等。

 问题3：老年人测量脉搏前需要做哪些准备？

　　测量前，老年人应情绪稳定，精神放松，避免过度活动及兴奋。可采取卧位或坐位，手臂放在舒适的位置。

问题4：测量脉搏的方法（以桡动脉为例）是什么？

　　（1）准备计时器，暴露老年人的手腕。

　　（2）测量者用食指、中指和无

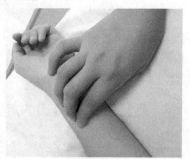
图1-12　测桡动脉搏动

名指(三指并拢)指端轻按于老年人桡动脉处,压力的大小以清楚触到脉搏为宜(图1-12)。

(3)一般计时半分钟,将所测得数值乘以2即为每分钟的脉搏数。异常脉搏者(如心血管疾病、危重病人等)应测1分钟。当脉搏细弱而触不清时,可用听诊器听心率1分钟代替触诊。

(4)测后记录结果。

 问题5:测量脉搏的注意事项有哪些?

(1)活动或情绪激动时,应休息20分钟后再测。

(2)不可用拇指诊脉,以免拇指小动脉搏动与被测者脉搏相混淆。

(3)偏瘫老年人测脉搏应选择健侧肢体。

(4)正常脉搏计时半分钟,再乘以2,即为每分钟的脉搏。如发现异常,应计时1分钟或重复测1次。

 问题6:老年人的正常呼吸有哪些特点?

机体在新陈代谢过程中需要不断从外界吸取氧气、排出二氧化碳,这种机体和环境之间的气体交换,称为呼吸。呼吸的全过程有三个组成部分,即外呼吸、气体在血液中的运输和内呼吸。呼吸运动是外呼吸的一种综合表现,包括吸气与呼气两个过程。正常呼吸表现为胸壁自动,频率和深度均匀平稳,有节律地起伏,一吸一呼为一次呼吸。成人在安静时每分钟呼吸16~20次,呼吸率与脉率之比约为1:4。呼吸可随年龄、运动、情绪等的变化而发生频率和深浅度的改变。年龄越小,呼吸越快;老年人稍慢。劳动和情绪激动时呼吸加快;休息和睡眠时较慢。此外,呼吸的频率和深浅度还可受意识控制。

问题7:测量呼吸的方法是什么?

(1)在测量脉搏之前或之后,测量者的手仍按在老年人的手腕处,以转移其注意力,避免其因紧张而影响测量结果。观察老年人胸部或腹部起伏次数,一吸一呼为一次呼吸。

(2) 观察 1 分钟。

(3) 计数。

 问题 8: 测量呼吸的注意事项有哪些?

(1) 活动或情绪激动时,应休息 20 分钟后再测。

(2) 在测量呼吸次数的同时,应注意观察被测者的呼吸节律、深浅度及气味等;如发现异常,应嘱被测者及时就医。

第四章　血糖的测量与护理

 问题 1: 什么是血糖?

血液中的葡萄糖称为血糖。体内各组织细胞活动所需要的能量大部分来自葡萄糖,所以血糖必须保持一定的水平才能满足体内各器官和组织的需要。

 问题 2: 老年人的血糖正常范围是多少?

老年人的血糖正常值为:空腹(8 小时没有热量的摄入)3.9 ~ 6.1mmol/L。餐后 2 小时的血糖正常值为:小于等于 7.8mmol/L。

 问题 3: 糖尿病的诊断标准是什么?

空腹血糖大于等于 7.0mmol/L,或餐后 2 小时大于等于 11.1mmol/L,或口服葡萄糖耐量(OGTT)试验 2 小时血糖大于等于 11.1mmol/L,即可诊断为糖尿病。

 问题 4: 老年人低血糖的标准是多少? 通常有哪些症状?

正常老年人低血糖的标准是血糖小于等于 2.8mmol/L;老年糖尿病病人的低血糖标准是血糖值小于等于 3.9mmol/L。

低血糖时,患者会感觉饥饿,有发抖、出汗、心慌、焦虑、烦躁、头痛、头晕、想睡觉、出虚汗、面色苍白、视力模糊、四肢无力等症状。

问题5:老年人测量血糖有哪几个时间点?

老年人测血糖的时间分为空腹、餐前、餐后2小时、睡前、夜间。

1. 空腹血糖:指至少8小时未进任何食物,饮水除外时所测得的血糖值。

2. 餐前血糖:一般是餐前半小时左右的血糖值。

3. 餐后血糖:指餐后2小时的血糖值,即从吃第一口饭开始计时,2小时后所测得的血糖值。

4. 睡前血糖:指晚上睡觉前(21点到22点)的血糖值。

问题6:测量血糖的工具是什么?

测量血糖的工具为血糖仪。

问题7:测血糖的部位选择哪里为宜?

首选无名指,其次是中指和小指。选择指腹两侧,同时注意测试血糖时应轮换采血部位。

问题8:测量血糖的方法步骤是什么?

(1)准备好血糖仪、配套试纸、采血针、棉签、医用酒精(图1-13)。

(2)将试纸插入血糖仪的试纸插口,血糖仪自动开机(图1-14)。

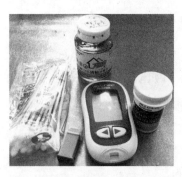 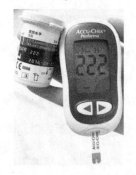

图1-13 测血糖所需要的所有物品　　图1-14 插入试纸,血糖仪自动开机

（3）在血糖仪上出现闪动的血滴时开始采血（图1-15）。

（4）选择采血部位：采血前可先用温水洗手、擦干，选择手指末端指腹两侧用医用酒精消毒，手指待干（图1-16）。

（5）老年人手臂下垂10～15秒，用采血针在指端两侧部分采血（图1-17）。

（6）用棉签擦去第一滴血后再将试纸靠近出血点（图1-18）。

（7）将血样轻轻点于试纸点样区，几秒后检测结果会出现在显示屏上，记录血糖结果（图1-19）。

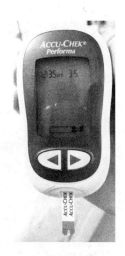

图1-15　血糖仪
待采血状态

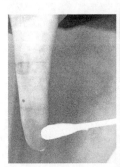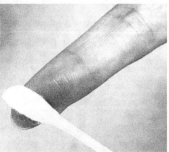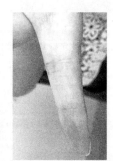

图1-16　消毒手指　　　　　　图1-17　手臂下垂

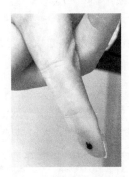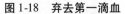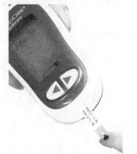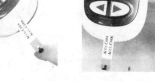

图1-18　弃去第一滴血　　　图1-19　血糖仪自动测血糖

（8）取出试纸丢弃,关闭血糖仪(图1-20)。

（9）用棉签按压穿刺点 1~2 分钟(图1-21)。

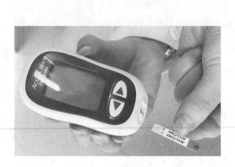
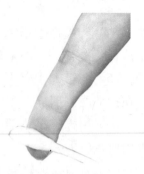

图1-20　取出试纸　　　　　图1-21　用棉签按压穿刺点

 问题9：哪些因素会导致检测结果不准确?

（1）采血后用力挤压指尖以形成血滴。

（2）给指尖消毒时,错误地使用了碘酒等含有碘的消毒剂。

（3）在血糖仪屏幕出现血滴符号前让试纸接触血液。

（4）试纸过期或没有保存好,潮湿。

（5）采血量不够。

（6）酒精消毒后手指未干即开始检测。

（7）血糖仪显示的代码和试纸代码不一致。

问题10：测血糖的注意事项有哪些?

（1）注意检查血糖仪有没有电,定期清洗和校对血糖仪。

（2）采血前局部加温或手臂下垂,以增加采血量。

（3）根据老年人的皮肤情况选择针刺深浅度。

（4）试纸应在阴凉、干燥、避光、密封下保存,避免污染,放置时间不宜过久。如果家中购买的是瓶装试纸,开启后有 3 个月的有效期,如果过期后使用,所测血糖值无意义,因此建议在开启后用记号笔在瓶身处写上到期时间,以提醒自己。

（5）采血宜一次成功,不宜多次采血。

问题11：血糖检测记录日记包括哪些内容？

血糖检测记录日记应包括测血糖的时间、血糖值、进餐情况及进餐时间；运动量及运动时间、用药量与时间；胰岛素量与注射时间；特别事件的记录。

 问题12：发生哪些情况时需要找医生？

发生以下情况时必须找医生处理：连续两次出现无法解释的低血糖；血糖连续两天高于控制目标值；血糖大于13mmol/L且伴有高血糖症状。

 问题13：哪些因素容易引起血糖波动？

（1）不合理的饮食或饮酒。

（2）过度运动。

（3）药物影响，如降糖药物等。

（4）情绪波动太大。

（5）某些特殊情况，如高热、呕吐等。

（6）某些慢性疾病，如慢性肾炎、慢性肝病等。

 问题14：出现低血糖症状后应该如何紧急处理？

（1）当怀疑低血糖时，应立即检测血糖。如果没有条件检测，就按低血糖处理。

（2）血糖小于3.9mmol/L、意识清楚者，口服15～20克含糖食物，15分钟后再次测血糖。如果血糖大于3.9mmol/L，但距离下次就餐时间在1小时以上，可进食含坚果或蛋白质食物。如果血糖还是小于3.9mmol/L，重复上述步骤并建议就医。

（3）有低血糖症状，但血糖在3.9～6.1mmol/L之间，可进食15～20克含糖食物；如果血糖在6.1mmol/L以上，宜继续观察。

（4）对于出现意识障碍者应立即送往医院。

（5）对一些注射长效胰岛素或口服降糖药所致的低血糖患者，在其意识恢复后至少再监测血糖1～2天，防止再次昏迷。

问题15：15~20克含糖食物主要有哪些？该如何挑选？

15~20克含糖食物主要有：

（1）葡糖糖片2~5片。

（2）蜂蜜1~2勺。

（3）白砂糖1勺。

（4）上好佳水果硬糖5~6颗。

（5）可乐150毫升。

（6）牛奶250毫升。

（7）悠哈奶糖4颗。

（8）闲趣饼干5~6片。

（9）太平苏打饼干4片。

（10）旺旺雪米饼4片。

以上食物发挥作用的快慢顺序依次为：葡萄糖 > 蜂蜜 > 白糖水 > 可乐 > 果汁 > 牛奶 > 巧克力。

服用拜唐苹或阿卡波糖的患者可进食糖果、蜂蜜、可乐等，避免进食饼干、米饼等碳水化合物。

第五章　注射胰岛素

 问题1：什么是糖尿病？

糖尿病是一种慢性代谢性疾病，需要终身治疗，而胰岛素治疗是糖尿病药物治疗中不可或缺的一部分。无论是1型糖尿病患者还是2型糖尿病患者，随着胰岛细胞功能的逐渐衰减，都将面临接受胰岛素治疗的境况。

问题2：胰岛素有哪些分类？

胰岛素参与糖代谢，控制人体血糖平衡。具体可分为速效、短效、中效、长效等不同类型，应根据胰岛素的不同类型选择注射时间。速效型在每餐前注射，短效型在用餐前15~30分钟时注射，中效型在每天晚上9~10点钟睡觉前注射，长效型在每天的固定时间注射。

问题3：选择胰岛素注射时间的原则是什么？

选择胰岛素注射时间的原则是见饭打针，不可打针后等饭；打针后要避免剧烈活动，以防止发生低血糖。

问题4：家庭中常用注射胰岛素的工具有哪些？

家庭中常用的注射胰岛素工具是胰岛素注射笔，它采用专用的胰岛素笔芯，剂量可在尾部调整，一按即可完成注射，十分方便、精确，不易出错。

问题5：胰岛素的保存方法有哪些？

（1）未开启的胰岛素应保存在2℃至8℃的冰箱中（注意不要低于2℃，否则容易使其产生结晶，一旦发现有结晶或絮状物，应马上停用），并在保质期前使用。

（2）开启胰岛素时应注明开启时间。胰岛素一旦开封，就应在室温阴凉处存放，环境温度最好不超过25℃，而且最好在4周内用完（开封后的胰岛素不必放入冰箱，否则可能有一个弊端：没有恢复到室温就注射，很容易引起疼痛）。

（3）胰岛素应避免高温和日光直晒。

（4）注射前如果是从冰箱中取出的胰岛素，须在室温下放置20分钟后注射。

（5）安装了胰岛素笔芯的注射笔，请不要在冰箱内保存，放在阴凉处即可。

（6）如果外出旅游需要乘坐飞机，应开具医疗证明，以保证胰岛素能随身携带,一定不要托运。

🍀 **问题6:胰岛素常用的注射部位是哪里?**

胰岛素多采用皮下注射,注射部位多选择皮下脂肪较多、皮肤松软的部位,常选用双上臂外侧(包括三角肌)、腹部两侧(避开脐周)(图1-22)、臀部外上1/4(图1-23)、大腿外侧。

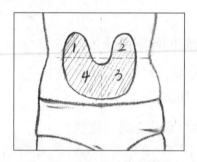
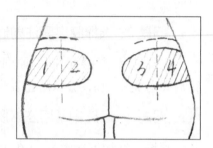

图1-22 腹部两侧(避开脐周)对应位置 　　图1-23 臀部外上1/4对应位置

对短效或预混胰岛素最适合的注射部位是腹部或手臂。

对中长效胰岛素(例如睡前注射的中效胰岛素)最适合的注射部位是臀部或大腿。

🍀 **问题7:胰岛素注射部位如何轮换?**

注射部位的左右轮换:左边一周,右边一周,部位对称轮换;或一次左边、一次右边轮换。

同一注射部位的区域轮换:注射点与注射点之间距离约1厘米,避免一个月内重复使用同一个注射点。

🍀 **问题8:如何注射胰岛素?**

注射胰岛素应遵循以下步骤:

(1)注射者注射前洗手、备好胰岛素、胰岛素笔、针头、棉签、医用酒精(图1-24)。

(2)核对胰岛素类型及注射剂量(图1-25)。

(3)安装胰岛素笔芯(如果是一次性笔芯,则不需要安装)。

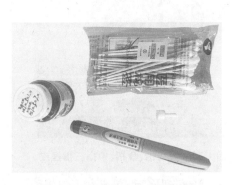

图 1-24　注射胰岛素所需物品

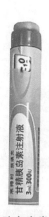

图 1-25　核对胰岛素类型及注射剂量

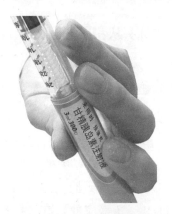

图 1-26　充分混匀胰岛素

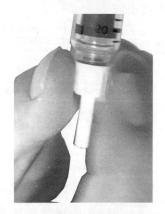

图 1-27　安装胰岛素注射笔用针头

（4）充分混匀胰岛素（图 1-26）。

（5）安装胰岛素注射笔用针头（图 1-27），调整注射剂量（图 1-28）。

（6）用医用酒精消毒注射部位。

（7）皮下注射垂直进针即可（图 1-29）。如果老年人偏瘦，应该用大拇指和食指（或加上中指）将其皮肤捏起，将针头斜刺入，这样可避免注入肌肉（图 1-30）。

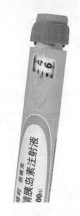

图 1-28　调整注射剂量

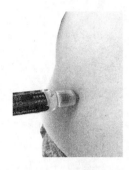
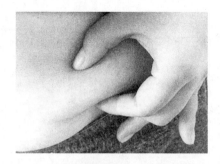

图 1-29　垂直进针　　　　图 1-30　大拇指、食指、中指三指捏皮

（8）进针后缓慢推注胰岛素。活塞到底后,针头停留 10 秒以上再拔出针头。

（9）注射完成后立即旋上外针帽,将针头从注射笔上取下,放在加盖的硬壳容器中丢弃。

🌳 问题 9：注射胰岛素的注意事项有哪些?

（1）胰岛素笔是长期可用的,但针头应该换。

（2）正确的捏皮手法为:用拇指、食指和中指提起皮肤,使皮下组织充分脱离肌肉组织。错误的捏皮手法为:用整只手来提捏皮肤,而这样做有可能将肌肉及皮下组织一同捏起,导致肌肉注射。

（3）胰岛素的保存须注意:未启封的胰岛素应放置在 2℃ ~ 8℃ 的冰箱冷藏保存;启封的胰岛素一般可在室温 20℃ 左右(不超过 25℃)保存 30 天。

（4）注射胰岛素前一定要确定能在 30 ~ 45 分钟内吃饭。

（5）如果偶尔吃饭时间可能提前,则选腹部注射胰岛素;如果推迟,则选臀部注射。

（6）注射部位必须用 75% 的酒精消毒,消毒范围直径为 5 ~ 6 厘米,切记不可用碘酒消毒,因为碘和胰岛素的相互作用会降低胰岛素的效果。

🌳 问题 10：注射胰岛素常见的不良反应有哪些?

注射胰岛素常见的不良反应主要有低血糖(最常见)、体重增加、水肿、过敏、皮下脂肪营养不良、局部脂肪萎缩或增生。

问题11：低血糖的症状有哪些？

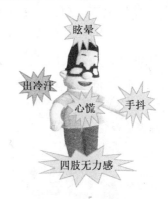

图1-31　低血糖常见症状

低血糖的症状主要有心慌、手抖、出冷汗、四肢无力感、强烈的饥饿感、头痛、眩晕、视物模糊、情绪不稳（图1-31）。老年人低血糖时可表现为行为异常、偏瘫、癫痫样抽搐，甚至意识障碍、直接昏迷，有时很容易被误诊为"急性脑卒中"。另外，无症状性低血糖在老年糖尿病病人中比较多见。

问题12：如何预防低血糖的发生？

（1）饮食定时定量，有规律，限制酒精的摄入，避免空腹饮酒。

（2）服药、注射胰岛素后应准时进食。

（3）持续的剧烈运动后容易发生低血糖，因此需要结合自身实际情况合理安排运动量，切勿空腹运动，而且运动前后应测血糖。如果需要注射胰岛素，要选择在腹部注射，避开运动会涉及的部位（图1-32），以免胰岛素吸收过快导致低血糖。

（4）外出时携带糖尿病急救卡片、糖果及食物（图1-33），卡片

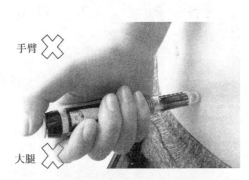

图1-32　注射胰岛素时避开运动会涉及的部位

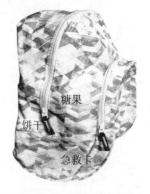

图1-33　外出时携带糖尿病急救卡片、糖果及食物

27

上注明自己患有糖尿病及遇到突发情况时该如何处理等,并标注家属的电话号码。

（5）对于老年人这样一个特殊群体,血糖控制目标没有那么严格,可适当放宽(图1-34)为：空腹7.8mmol/L,餐后11.1mmol/L。

（6）定时检测血糖,及早察觉低血糖。

（7）睡前血糖低于5.6mmol/L时,可适当加餐蛋白质食物,如牛奶、鸡蛋等(图1-35)。

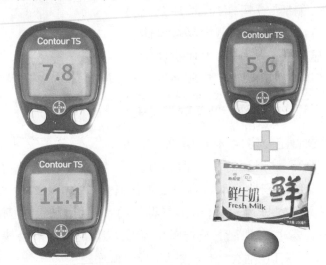

图1-34　老年人血糖控制目标　　图1-35　睡前血糖低于5.6mmol/L时,可适当加餐蛋白质食物

（8）如频繁或持续出现低血糖,应及时就医,在医生的指导下调整用药剂量或者治疗方案。

（顾洁　卢海霞　赵雪萍）

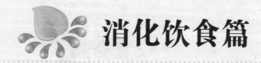

消化饮食篇

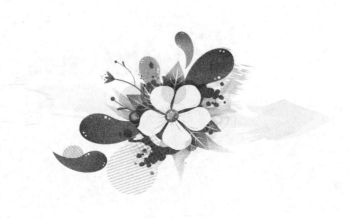

第一章 老年人的基本饮食要求

🌳 **问题1: 中国居民膳食指南的内容有哪些?**

（1）食物多样,谷类为主。

（2）吃动平衡,健康体重。

（3）多吃蔬菜、奶类、大豆。

（4）适量吃鱼、禽、蛋、瘦肉。

（5）少盐少油,控制烟酒。

（6）杜绝浪费,兴新食尚。

🌳 **问题2: 老年人的饮食要求有哪些?**

老年人每天应至少摄入12种及以上的食物(图2-1)。宜采用多种方法增加食欲和进食量,吃好三餐。早餐宜有1~2种以上主

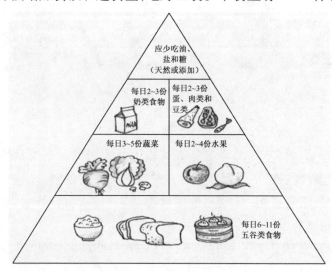

图2-1 老年人每天应摄入的食物

31

食、1 个鸡蛋、1 杯奶,另有蔬菜或水果。中餐、晚餐宜有 2 种以上主食,1~2 个荤菜、1~2 种蔬菜、1 个豆制品。饭菜应色香味美、温度适宜。

 问题 3:为老年人制作饮食应遵循哪些原则?

为老年人制作饮食主要应遵循以下原则:

(1)选择食物原料要荤素搭配。

(2)烹制的食物要软、容易咀嚼和消化。

(3)味道要清淡。

(4)食物中必须有较丰富的膳食纤维。

 问题 4:老年人的饮食如何做到多样化?

(1)类别多样:老年人一日的膳食中应包括 5 大类食物:谷类及薯类,动物性食物,豆类和坚果,蔬菜、水果和菌藻类,烹调油及调味品(图 2-2)。

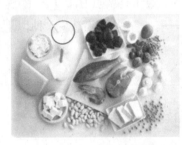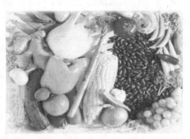

图 2-2　老年人一日膳食

(2)品种多样:推荐老年人从以上 5 大类的每一类食物中尽量选用多种食物,尽量制作含有多种食物的菜肴或膳食。

(3)荤素搭配:荤素搭配的食物清香可口、营养齐全,氨基酸互补,能提高蛋白质的营养价值。

(4)形式多样:通过不同烹饪方式可以制成形式多样的食物。

(5)颜色多样:不同颜色的食物所含的营养素有所不同,多种颜色的食物合理搭配,不仅可提高营养价值,还可增加食物的风味,增进食欲。

(6) 口味多样:老年人的食物要注意烹饪口味多样化,许多食物本身具有特有的酸、甜、苦、辣味,在食用时可以进行搭配,以增进食欲。

 问题 5:老年人如何选择谷类食物?

老年人在选择和制作谷类食物时首先要多样化、粗细搭配。

每天应该选择 2～3 个以上品种的谷类食品,并有意识地多选择粗杂粮,做到粗细搭配,保证营养均衡。

谷类食品是 B 族维生素的主要来源,大多存在于米面的皮层和谷胚中,粮食加工越精细,营养成分损失就越多。长期吃精白米面,会引起 B 族维生素和膳食纤维摄入不足。

问题 6:老年人制作谷类食物时需要注意什么?

老年人要合理制作米面食品:不要过度淘米,如果反复搓洗,不仅除不掉米粒中的杂质,还会使米粒外层的营养素丢失很多。

大米和杂粮一般以蒸、煮的方法制成饭和粥。面粉一般用蒸、烤、烙的方法制作成面食。

老年人咀嚼和消化能力减弱,米饭、粥和各种面食要松软易消化。

少用油炸的方式制作食物,如油条、炸糕、麻花等,以保护谷类食物中的营养素。

问题 7:老年人如何选择、食用蔬菜?

(1) 吃多种蔬菜水果:保证每餐要有 1～2 种蔬菜;每天要吃2～3 种水果,一周内尽可能吃到多类蔬菜水果(图 2-3)。

(2) 吃深色蔬菜:深绿色、深红色、橘红色、紫红色蔬菜的微量营养素密度高,可促进食欲,并有清除氧自由基、抗氧化损伤、抗肿瘤等作用(图 2-4)。

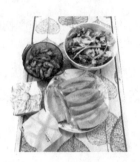

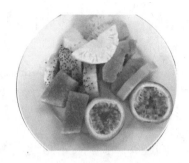

图2-3　老年人常食水果蔬菜　　　　　　　图2-4

（3）吃十字花科和葱蒜属类蔬菜：十字花科蔬菜含有植物活性物质异硫氰酸酯。葱蒜属类（葱、蒜、韭菜、洋葱等）有含硫化合物及重要的抑癌成分（图2-5）。

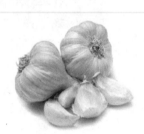

图2-5　大蒜具有
抗癌作用

（4）吃菌藻类食物：木耳、香菇、蘑菇、银耳、紫菜等菌藻类食物有抗氧化、抑制肿瘤的作用，海产菌藻类（如紫菜、海带）还富含碘。

（5）吃全蔬菜：不同部位的蔬菜营养价值相差很大。同一蔬菜中叶部的胡萝卜素、维生素 B_2 和维生素 C 含量比根茎部高出数倍至 10 倍以上。

（6）尽量食用新鲜蔬菜：蔬菜尽可能趁新鲜食用，现做现吃，保存时间不要过长。

（7）少吃腌制蔬菜：蔬菜在腌制过程中不仅营养成分会有流失，而且在某种条件下还可能产生大量的亚硝酸盐。

🍀 问题8：怎样合理烹调蔬菜？

蔬菜的营养价值除了受品种、部位、产地、季节等因素的影响外，还受烹调加工方法的影响。烹调蔬菜的正确方法是：

（1）先洗后切：正确的方法是流水冲洗、先洗后切。

（2）急火快炒：胡萝卜素含量较高的绿叶蔬菜宜用油急火快炒。

（3）开汤下菜：维生素 C 含量高、适合生吃的蔬菜应尽可能凉拌生吃，或在沸水中焯 1 ~ 2 分钟后再拌，也可用带油的热汤烫菜。

（4）炒好即食：已经烹调好的蔬菜应尽快食用，连汤带菜吃，现做现吃。

问题 9：饮食的基本种类有哪些？

饮食的基本种类分普食、软食、半流质、流质。

问题 10：普食的适用对象及饮食原则是什么？

普食的适用对象：消化功能正常者，病情较轻或疾病恢复期无须饮食限制者。

饮食原则：营养平衡，美观可口，易消化，无刺激性。

可采用的食物：一般食物均可，但油煎、强烈调味品应限制。

问题 11：软食的适用对象及饮食原则是什么？

软食的适用对象：低热、消化不良、咀嚼不便、老年人或幼儿。

饮食原则：以软、烂、无刺激而易消化的食物为主。

可采用的食物：如面条、烂饭。肉类和菜类必须切碎煮烂。

问题 12：半流质饮食的适用对象及饮食原则是什么？

半流质饮食的适用对象：发热、手术后病人，口腔疾患、消化不良、咀嚼吞咽有困难者。

饮食原则：少食多餐，易于咀嚼及吞咽，纤维素含量少，食物呈半流质状。每日进餐 5 ~ 6 次。

可采用的食物：粥、馄饨、蒸蛋、肉末、豆腐脑等。

问题 13：流质饮食的适用对象及饮食原则是什么？

流质饮食的适用对象：高热、大手术后病人，急性消化道疾患、危重病人。

饮食原则：食物呈液状，易吞咽、易消化。每日进餐 6 ~ 7 次。

注意:因所含热量与营养不足,只可短期食用。

可采用的食物:乳类、豆浆、米汤、稀藕粉、鸡汤、肉汤、菜汤、果汁等。

问题 14: 老年人如何选择食用油?

使用食用油,包括植物油(素油)每人<25 克/天,即白瓷勺两勺到两勺半。三口之家,5 升油至少可食用两个月。适量选用橄榄油,每周 3 次或隔天 1 次,可用于拌凉菜,也可用于炒菜。

问题 15: 哪些食物含盐量高?

(1) 调味品:食盐、酱油、味精、黑醋、番茄酱等。

(2) 盐腌制品:咸肉、咸菜、泡菜、酱菜、豆腐乳、卤味等。

(3) 腊味:香肠、火腿、腊肉等。

(4) 罐头:蔬菜罐头、肉罐头等都添加有盐制剂。

(5) 其他:方便面、咸面包等。

问题 16: 老年人如何控制食盐的摄入量?

(1) 正常成人每人钠盐摄入量应<6 克/天,尽量使用定量盐勺(普通啤酒瓶盖去掉胶皮垫后水平装满可盛 6 克食盐),高血压患者则<3 克/天(图 2-6)。

(2) 尽量少吃腌制、卤制、泡制等工艺加工的食品,如咸菜、火腿、香肠以及各类炒货。减少味精、酱油等含钠盐的调味品用量,用替代产品如代用盐、食醋等代替盐。

(3) 利用醋、柠檬汁、苹果汁、番茄汁等各种酸味调味汁来增加食物的味道。

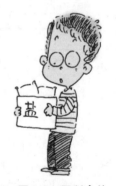

图 2-6 限制食盐摄入量

(4) 早饭尽量不吃咸菜和豆腐乳,一块 4 厘米见方的豆腐乳含盐量达 5 克。

(5) 采用富钾低钠盐代替普通盐,伴有肾功能不全者慎用。

问题 17：高血压老人应如何合理饮食？

（1）减少高胆固醇食物的摄入，如肥肉、动物内脏、蟹黄、鱼子、蛋黄、鱿鱼等。

（2）建议瘦肉 50～100 克/天，鱼类每周 3 次左右，以鲫鱼、带鱼为首选，奶类 250 克/天。

（3）多吃蔬菜，400～500 克/天，以芹菜、小白菜、菠菜、海带、木耳、蘑菇、西红柿、土豆、紫茄子、胡萝卜等为主；水果 1～2 个，以香蕉、枣、桃、橘子等为主。

（4）蛋类每周 3～4 个，少吃富含反式脂肪酸的食物，如西式糕点、巧克力派、咖啡伴侣、速食食品等。

（5）适量增加富含膳食纤维的食物，如燕麦、薯类、粗粮、杂粮等。

 问题 18：老年人可以喝酒吗？

（1）不提倡高血压患者饮酒，鼓励限酒或戒酒。

（2）白酒＜50 毫升（1 两/天）、葡萄酒＜100 毫升（2 两/天）、啤酒＜250 毫升（5 两/天），即酒精量＜20～30 毫升/天。

问题 19：老年人如何食用水果？

（1）数量：每天选择 2～3 种水果，宜选择深红色或深黄色水果。多选新鲜、成熟的水果，不吃腐烂、霉变的水果。

（2）时间：吃水果的时间视个人习惯而定。餐前吃水果有利于控制进食总量，也可选在餐后和两餐之间食用。

（3）方式：牙齿不好的老年人吃水果时，可将之切成薄块再食用；也可捣碎制成水果泥或水果汁，现做现吃。消化功能不好的老人可将水果煮熟食用。

（4）老年人不宜一次进食大量水果，以免引起血糖升高和胃肠道不适，应少量多次进食。

问题 20：老年人如何饮茶？

（1）沏茶用具以陶制或瓷质茶杯为最佳。

（2）沏茶水温 70℃～80℃，可保持茶的营养、味道和香气。不可用沸腾的开水，因为茶叶中的维生素等营养物质会被沸水破坏。

（3）不宜饮浓茶，因为浓茶中含多量咖啡因，喝浓茶会引起中枢神经兴奋而导致神经衰弱。

（4）饮茶的时机：早晨空腹不饮茶，空腹饮茶会使大便秘结，加重老年人的便秘。饭前饭后不饮茶，饭前饮茶会冲淡胃液，影响食物消化；饭后饮茶会妨碍人体对食物中铁质的吸收，导致贫血。

（5）不宜用茶水服药，因为茶水会降低药物的作用。

（6）茶水应现泡现饮，放久了不仅保健成分减弱，口感也会大打折扣。泡好后放置太久，茶汤还会氧化变质，喝了对人体有害无益，因此隔夜茶不可喝。

第二章　协助老年人进食的护理技术

 问题 1：老年人的三餐应如何分配？

（1）进餐定时定量：早餐、午餐、晚餐的比例是 3：4：3。

（2）应天天吃早餐并保证营养充足。午餐要吃好，晚餐要适量。不暴饮暴食。

（3）每天早、中、晚三餐定时定量固然重要，但如果老人食欲不好，就不要勉强，可在想吃的时候吃一些，少量多餐，以保证营养。

 问题 2：老年人应如何饮水？

老年人每天应足量饮水，饮水不足或过多都会对人体健康带来危害。

饮水应少量多次,要主动,不要等感到口渴时再喝水。

大概的补水量:首选温开水,老年人每日的补水量在1500~1700毫升,饮水时间应分配在一天中的任何时刻,且应该少量多次,如有大量排汗、腹泻、发热等情况,还必须按情况增加。

问题3:如何协助老人饮水?

(1)不能下床的老人:病情许可时,最好采取坐位,以防发生呛咳或吸入性肺炎。协助者要动作轻稳、态度认真,并及时做好记录(图2-7)。

(2)吞咽有困难的老人:协助者要保证老人每日的饮水量,一般为1500毫升左右,并做好记录,饮料温度合适,老人最好采取坐位。

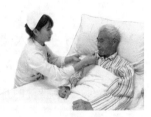

图2-7　协助老人饮水

问题4:协助老人进食有哪些注意事项?

(1)对于能自己进食的老人:根据老人的情况选择恰当的餐具;满足老人对饮食质量方面的合理要求。

(2)对于不能下床的老人:喂食速度视老人情况而定。对有视力障碍的老人,在进餐时应告诉老人食物的摆放位置;偏瘫老人进食要采取侧卧位时,头不要向后仰。

(3)对于吞咽困难的老人:不宜选择圆形、滑溜或带黏性的食物,食物应去骨、切细、煮软,必要时可将食物用粉碎机打成糊状。

问题5:在卧床老人进食前护理人员须做哪些准备?

(1)评估老人的意识状态:长期卧床的老人饭前多数还处于朦胧状态,护理人员首先要告知老人该进食了。

(2)帮老人排泄干净,协助老人取舒适的姿势,如坐位或半坐

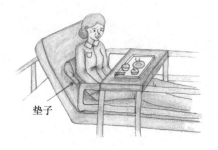

垫子

图2-8 卧床老人床上进食

位;偏瘫者也可取健侧向下的侧卧位,在其背后用靠垫支撑(图2-8)。

(3)护理人员做好个人卫生,洗手。

(4)帮助老人洗手。

(5)了解所准备的饭菜是否适合老人。

问题6:护理人员如何给老人喂食?

(1)护理人员与老人在同一高度,平行或从下方给老人耐心喂食,给偏瘫者喂食时应从健侧嘴角喂进口腔(图2-9)。

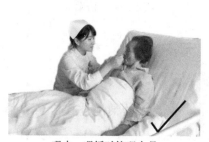

喂水、喂饭时护理人员与老人在同一高度

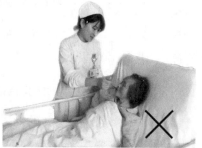

从上方喂食时,老人要抬头,抬高下颌,以免食物进入气管引发误咽

图2-9 为老人喂食

(2)要求喂食速度适中、食物温度适宜,予固态及液态食物交替喂食,防止食物黏在喉咙处。

(3)对进食流质者,可用吸水管或水壶让其吸吮食物。

(4)老人进餐时不要说话,细嚼慢咽,以免引起误吸误咽。

(5)控制每口的量,3~8克是适当的,应用近乎平坦的浅勺子喂食。

(6)喂食完成后尽快取走食具,协助老人洗手、漱口。此时老人不能立即躺下,可稍稍调低头位,不低于30°,以免吃进去的食物反流而被误吸入肺,引起窒息。

 问题7：老年人的饮食注意事项有哪些？

（1）老年人应主动与家人或朋友一起进餐或活动,积极快乐地享受生活。

（2）有能力的老年人应适当参与食物的准备与烹饪,烹制自己喜爱的食物,提升进食的乐趣。

（3）对于孤寡、独居老年人,建议多结交朋友,或者去集体用餐地点（社区老年食堂或助餐点、托老所）用餐,以增进交流,促进食欲,摄入更多更丰富的食物。

（4）对于生活自理有困难的老年人,家人应多陪伴,采用辅助用餐、送餐上门等方法,保障食物摄入和营养状况。

（5）家人应更加关心照顾老年人,多陪伴多交流,注意其饮食和体重变化,及时发现和预防疾病的发生和发展。

第三章 老年人的管饲护理

问题1：哪些食物可用于管饲？有哪些注意事项？

可用于管饲的流质食品有牛奶、豆浆、鸡蛋、藕粉、米汤等。

（1）管饲营养液要细软、无渣滓,配制好后用铜丝箩过箩,以避免堵塞营养管。严格注意操作卫生,所有用具都必须洗净消毒后再用,并注意护理者手的清洁,防止细菌感染。

（2）各种配制奶不得直接在火上加热,应用热水保温法加热,以免将混合奶凝结成块。

（3）如果管饲液中需要加入酸性果汁或维生素 C 粉剂,必须临灌时再加,以免造成混合奶沉淀。

（4）管饲饮食的要求是精细、温度适宜、无渣、营养齐全、比例合适的流汁饮食。应注意蛋白质以植物蛋白和动物蛋白相搭配，对维生素和无机盐也应给予适当的补充。

（5）配制膳食的原料应新鲜,配制好的饮食如果在 24 小时内未食用完就应丢弃。

 问题 2：常用管饲液的配方是什么？

（1）混合奶配方:鲜牛奶 800 毫升,鸡蛋 4 枚,白糖 100 克,香油 15 克,食盐 5 克,奶粉 25 克,果汁 100 毫升,加水至 1000 毫升,混合而成。其中蛋白质 50 克,碳水化合物 180 克,脂肪 69 克,每 100 毫升管饲液可供应机体热量 6485 千焦(1556 卡路里)。

（2）因消化不良引起腹泻者,可调换以上食谱,酌情选择下列配方:果汁 400 毫升,牛奶 400 毫升,熟鸡蛋黄 120 克,白糖 100 毫升,食盐 5 克,藕粉 20 克,维生素 B1 100 毫升,配制成 1000 毫升的管饲液。每 100 毫升管饲液可供应热量 5565 千焦(1330 卡路里)。

 问题 3：管饲液的配制方法有哪些？

（1）先将一定数量的鸡蛋、白糖、香油、果汁混合,以竹筷挑打数分钟,直到均匀为止。然后把牛奶煮沸,稍晾凉即冲入鸡蛋、白糖、香油、果汁的混合物中,边冲边搅,勿使鸡蛋结块,加入食盐,滤去粗渣,待温度相宜时即可鼻饲。无鲜牛奶时亦可用奶粉 50 克代替。豆粉、米粉、藕粉、肉汤、鸡汤皆可作为流质,煮沸后冲调鸡蛋、白糖、香油等的混合食品。

（2）在配制过程中要防止污染,凡需加用酸性果汁、菜汁等的流汁,可单独分容器盛装,以防蛋白质遇酸形成颗粒而堵塞胃管。

 问题 4：常见管饲饮食的途径有哪些？

常见管饲饮食的途径主要有:
（1）经胃:分鼻胃管和胃造瘘管(图 2-10)。
（2）经空肠:空肠造口或鼻肠管(营养管的管尖位于幽门后高位空肠)。

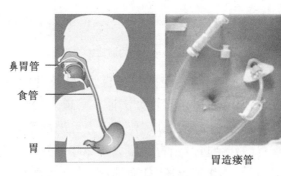

鼻胃管

食管

胃

胃造瘘管

图 2-10　胃管饮食

问题 5：管饲的灌注方式有哪些？

（1）一次性输注：即每次定时用注射器推注 200~250 毫升肠内营养液进行喂养的方法（图 2-11）。此方法仅适用于经鼻胃置管或胃造口患者。空肠置管或肠造口患者不宜使用,因为这个方法可导致肠管扩张而产生明显的症状,使患者难以耐受。

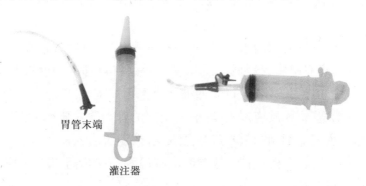

胃管末端

灌注器

图 2-11　灌注器

（2）间隙重力滴注：指在 1 小时左右的时间内将配制好的营养液借重力作用缓缓滴入患者胃肠内的方法。一般每天 4~6 次,每次 250~500 毫升。间隙重力滴注法多数患者可以耐受。

（3）连续输注：指营养液在输液泵的控制下连续输注 18~24 小时的喂养方法。适合病情危重患者及空肠造口喂养患者。优点是营养素吸收好,患者大便次数及量明显少于间歇性输注,胃肠道不良反应少。实施时输注速度由慢到快,营养液浓度由低到高。

 问题6：管饲饮食的注意事项有哪些?

(1)注意营养管的位置,包括经鼻胃管、鼻肠管、胃造瘘或空肠造瘘管位置是否正确,可用多种方法证实管道末端在胃肠道内,如回抽、拍片、听诊等。必须在确定位置后方可进行管饲。

(2)检查胃内残余量。当胃潴留大于200毫升时,暂停管饲。有胃液时,观察有无消化道出血,如血性、咖啡色大便。如有出血,此时应停止管饲,待症状好转后再行管饲。

(3)如无异常,可缓慢注入少量温开水(30毫升),然后再灌注鼻饲药物或流食。药物管饲前应将药片研碎,待其溶解后灌入。每次抽吸时应将胃管返折,因为返折胃管可避免空气进入胃内造成腹胀。

(4)管饲应从少量开始逐步增加,一般每天1200～1500毫升,6～7次/日,每次150～200毫升。流质的温度为38℃。灌注速度应缓慢,并随时观察病人的反应。

(5)管饲后用温水30毫升冲洗胃管,以免食物残留在胃内发酵或变质,引起病人胃肠炎或堵塞管腔。将胃管末端返折并用纱布包好;如果用三通,应每天冲洗三通。

(6)管饲流质应现用现配,未用完的管饲饮食放冰箱保存,24小时内用完。配制的餐具应注意卫生,按期清洁、消毒。

(7)管饲时的体位:鼻饲时应将患者头部抬高30°,灌完后1小时才可放平。

(8)管饲患者应加强主动与被动活动,如床上肢体运动、坐轮椅在室内外活动,这样可促进肠蠕动,有利于消化吸收。

问题7：营养管的维护有哪些注意事项?

(1)妥善固定营养管,鼻肠管应该列入特殊管道给予加固,防止脱出。

(2)空肠营养管应每班检查缝线是否牢固,必要时及时加固。

（3）胃造瘘管常规每班更换造瘘口敷料；更换时旋转造瘘管180°，以防粘连。保持造瘘管固定夹与皮肤之间的松紧度合适，太松易造成营养液渗漏，太紧则易造成皮肤破损。

（4）对于长期经胃管鼻饲患者，应当每月更换胃管；每次换管时应更换鼻孔。

（5）每天检查营养管周围皮肤，评估造瘘口周围皮肤是否正常，有无感染或者糜烂，有无渗液。

问题8：管饲时腹泻的预防及处理方法有哪些？

（1）在管饲液配制过程中应防止污染，每日配制当日量，于4℃冰箱内保存，食物及容器应在煮沸灭菌后使用。

（2）管饲液温度以38℃～42℃最为适宜。室温较低时，有条件者可使用加温器或把输注皮管压在热水袋下以保持适宜的温度。

（3）注意浓度、容量及滴速。浓度由低到高，容量由少到多，滴速一开始宜40～80毫升/小时，3～5日后增加到100～125毫升/小时，直到病人能耐受的营养需要量。

（4）认真询问患者饮食史，对饮用牛奶、豆浆等易致腹泻，原来胃肠功能差或从来未饮用过牛奶的患者要慎用含牛奶、豆浆的管饲液。

（5）菌群失调者，可口服乳酸菌制剂；对有肠道真菌感染者，给予抗真菌药物。严重腹泻无法控制时可暂停喂食。

（6）腹泻频繁者，要保持肛周皮肤清洁干燥。用温水轻洗肛周后涂氧化锌软膏，可防止失禁性皮炎的发生。

问题9：管饲患者发生胃潴留的原因是什么？有哪些临床表现？

管饲患者发生胃潴留的原因主要是：一次喂饲的量过多或间隔时间过短，而患者因胃肠黏膜出现缺血缺氧，影响胃肠道正常消化，胃肠蠕动减慢，胃排空障碍，营养液潴留于胃内（重型颅脑损伤患者多发）。

胃潴留的临床表现为：腹胀，鼻饲液输注前抽吸可见胃潴留量＞150毫升，严重者可引起胃食管反流。

 问题10：如何预防及处理管饲患者发生胃潴留?

从以下方面入手有助于预防及处理胃潴留：

（1）每次鼻饲的量不超过200毫升，间隔时间不少于2小时。

（2）管饲完成后，可协助患者取高枕卧位或半坐卧位，以防止潴留胃内的食物反流入食管。

（3）在患者病情许可的情况下，鼓励其多做床上及床边活动，这样不仅可以促进胃肠功能恢复，还可依靠重力作用使管饲液顺肠腔运行，预防和减轻胃潴留。

（4）增加翻身次数，加速胃排空。

第四章　老年人常见消化道问题的处理

 问题1：为什么会呃逆?

呃逆即打嗝，是一种生理上常见的现象，是由横膈膜痉挛收缩引起的，多与饮食有关，特别是饮食过快、过饱，摄入很热或冷的食物饮料、饮酒等。外界温度变化和过度吸烟亦可引起呃逆。

有胃扩张、胃痛等疾病的患者有时候也会打嗝并伴有疼痛的表现，这时候应去医院就诊。患有心血管疾病的老年人突然反复打嗝也要重视，因为有可能是脑中风的前兆，必须及时就医。

 问题2：发生呃逆怎么办?

身体健康者可尝试下面几种快速止住呃逆的方法：

（1）憋气法：挺头挺胸，用尽全力深吸一口气然后憋住，不要呼气,直到实在憋不住时再将气呼出,即可止住打嗝。

（2）含水法：口中含水 10 到 20 秒,随后咽下去,也可快速止住打嗝。咽下去时宜慢,以免呛入气管引起窒息。

（3）按压内关穴：内关穴位于手腕内侧距手掌 6 ~ 7 厘米处,用拇指按压内关穴（图 2-12）数分钟至有酸胀感即可消除打嗝。

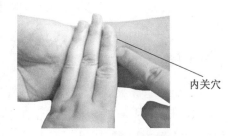

内关穴

图 2-12　内关穴按压

（4）捏中指法：用一只手使劲捏住另一只手的中指顶部,一般 2 分钟后就可以止住打嗝。

（5）压舌法：找一把干净的勺子,若找不到勺子,也可以洗净双手后将食指和中指并拢伸进口里,将舌头压住,一般压上数分钟后打嗝就会止住。

（6）深呼吸：如果在进食时发生呃逆,可以暂停进食,做几次深呼吸,往往在短时间内能止住打嗝。

（7）伸拉舌头法：打嗝不止时,用一块干净纱布垫在舌头上,用手指捏住舌头向外伸拉。此时会感到腹部有气体上升,打嗝也就自然消除。

（8）喷嚏止嗝法：打嗝时,如果想办法打个喷嚏,也可以止嗝。用鼻子闻一下胡椒粉即可打喷嚏。

 问题 3：老年人发生呕吐时怎么办?

老年人发生呕吐时,可以让其处于易吐出的体位,使其尽量吐出胃内容物。如果有呕吐物阻塞在口腔中,要用手将其抠出,以免窒息。

呕吐完后,给老人少量温水漱口,喝点温开水有助于镇静。

问题 4：呕吐后出现什么情况须去医院?

老人出现定期呕吐,饭后呕吐,伴有头痛、恶心症状时,不要擅自给其服用止吐药,应及时送医院就医。

问题 5：老人发生呕吐后要关注哪些内容？

要观察呕吐物是什么东西,何种颜色,有无臭味,何种气味,何时呕吐,吐了几次,这些都要告知医生。如果情况不明,可以将呕吐物带给医生看。

 问题 6：便秘如何判断？

这里主要指常见的习惯性便秘,主要表现为大便次数减少、大便干燥、排便困难。一般来讲,正常人每天有一次并且与进食量相称的大便最为理想,如果 3 天未解大便,就可称为便秘。

 问题 7：便秘的危害有哪些？

便秘对于中风后和有心脏病的老人来说很危险,因为屏气用力排便可以诱发心脑血管疾病突然发作,危及生命;便秘还会引起食欲缺乏、腹痛腹胀、精神紧张。

 问题 8：老年人怎样预防便秘？

（1）多饮水,不要等口渴了再喝水,多食用富含纤维素的蔬菜、海藻类食品。

（2）定时排便,养成起床后或早餐后排便的习惯,形成习惯后到时间就会习惯性产生便意。

（3）排便要从容,有了便意要尽量及时排便,不要因顾虑环境等因素而强忍不便,那样久而久之会使人对排便不敏感。

（4）早晨起床后喝一杯白开水或牛奶,可以刺激肠蠕动。

（5）适量运动有助于增加肠蠕动。腹部按摩也可增强腹部肌力,增加腹压。

（6）卧床老人在床上排便时应抬高上身,以增加腹压。

（7）尽量增加日间活动量,使生活有一定张力。

 问题 9：蔬菜水果为什么能防治便秘？

蔬菜水果中含有丰富的纤维素,是膳食纤维的重要来源。由于膳食纤维吸水,可增加粪便体积和重量,促进肠道蠕动,软化粪便,增加排便频率,降低粪便在肠道中停留的时间,故可以防治便秘。

每天饭后吃半个柚子有利于防治便秘;苹果能使大便变得松软,还能刺激肠蠕动,有助于排便。食用甘薯能滑肠通便,健胃益气。

 问题 10:便秘的老年人常用的食疗验方有哪些?

(1)麻油拌菠菜:新鲜菠菜 250 克,食盐、麻油少许,将菠菜洗净,待锅中水煮沸后放入食盐,再把菠菜放入沸水中烫约 3 分钟后取出,加入麻油拌匀即成。适用于高血压便秘患者。

(2)芝麻粥:黑芝麻适量,粳米 100 克。将黑芝麻淘洗干净,晾干炒熟研碎,每次取 30 克与粳米 100 克同煮成粥。适用于慢性便秘患者。

(3)北杏炖雪梨:将北杏 10 克、雪梨 1 个、白砂糖 30～50 克同放碗中,加适量清水,隔水蒸熟(1 小时),喝汤吃梨,每日 2 次。适用于肠燥便秘患者。

(4)无花果蜜糖粥:将大米 50 克洗净,放入锅中,加水适量,待粥沸后放入无花果 30 克即成,喝粥时调入蜂蜜。适用于肠燥便秘患者。

(5)百合羹:百合 250 克,蜂蜜适量。百合加适量的清水煮成糊状,然后加入蜂蜜,拌匀后即成,每日吃 1 次。适用于肠燥便秘患者。

(6)米汤蛋花汤:热米汤 1 碗,蜂蜜 20 毫升,鸡蛋 1 个。先将鸡蛋打入碗中,加蜂蜜搅匀,然后冲入热米汤,再放置 15 分钟即成,每日早饭时服用。适用于气虚便秘患者。

(7)银耳鹌鹑蛋汤:银耳 50 克,鹌鹑蛋 5 个,冰糖 30 克。先将鹌鹑蛋煮熟,去皮待用。银耳用清水浸泡 12 小时,然后加入冰糖和鹌鹑蛋一同炖煮 10 分钟即成。每天早晨空腹食用此汤。适用于因胃下垂引起便秘的老年患者。

问题 11:如何处理便秘?

(1)可在医生的指导下服用润肠通便、促进排便的药物。

（2）使用栓剂、开塞露等物理措施促进排便。

（3）在大便硬结时可采用掏便措施。

（4）可灌肠通便。

 问题 12：如何使用开塞露？

先挤出少许甘油润滑开塞露头端，嘱患者深吸气，一手固定肛门，另一手将开塞露颈部缓缓推入肛门后，快速挤压开塞露球部，挤尽后，一手持软纸按摩患者肛门部，另一手快速拔出开塞露外壳，并嘱患者保持原位 10 分钟左右。对于主诉腹胀有便意者，应指导其继续吸气，并协助按摩其肛门部（图 2-13 至图 2-15）。

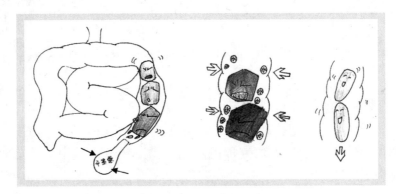

图 2-13　开塞露的使用

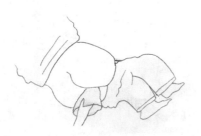

图 2-14　用卫生纸或旧毛巾按压肛门可促发便意

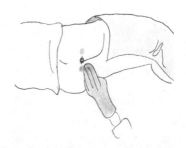

图 2-15　刺激紧邻肛门两侧的部位有激发便意的作用。大便蓄积时肛门周围可见膨胀，温热与按压往往有效

如果开塞露插入深度不够,药液无法达到干燥的粪便中,起不到效果,可用针筒抽取开塞露40～60毫升,接一次性吸痰管,将其插入肛门内20～30厘米,使药液接触干燥的大便,润滑肠壁(图2-16),软坚散结,刺激肠蠕动,此时再结合腹部顺时针按摩(图2-17),可推动粪便下行,促进排便。

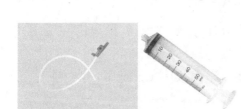

图2-16　用针筒抽取开塞露,接一次性吸痰管,将其插入肛门内20～30厘米,使药液接触干燥的大便,润滑肠壁

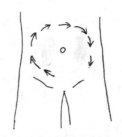

图2-17　以肚脐为中心,用手掌顺时针按摩腹部,可增加肠蠕动。按压髂骨与肚脐之间的腹部,如果触摸到硬块状物,可将其揉碎。揉压尾骶骨也可诱发排便

 问题13：什么叫腹泻?

　　腹泻俗称"拉肚子",是指排便次数明显超过平日习惯的频率,且粪质稀薄,水分增加,每日排便量超过200克,或含未消化食物或脓血、黏液。

 问题14：为什么会腹泻?

　　当肠道内有某种刺激因素存在时,为了使有毒或刺激性物质排出体外,腹泻是人体的一种保护性措施。

 问题15：老年人发生腹泻时要注意什么?

　　(1)当老年人发生腹泻时要对其进行全面观察,准确记录粪便的性质、颜色及次数,并将情况及时告知医生,同时留取大便标本。

　　(2)急性腹泻老人大多身体虚弱,应嘱老人注意休息,减少活

动,必要时卧床休息。

（3）鼓励和劝慰老人消除焦虑不安情绪,不要恐慌,保持良好的心态,以利于康复。

（4）如果给老人穿纸尿裤,在其排便后要清洗臀部,并保持干燥。如有皮肤发红,可涂些软膏、护肤霜。必要时请医生查看和处理。

问题16：老年人腹泻时如何进食进饮?

（1）腹泻初期最好吃一些流食,比如浓米汤、稀藕粉、杏仁霜、去油肉汤、淡茶、过滤后的果汁等。

（2）情况好转后再吃一些半流食,如挂面、面片、白米粥、蒸蛋羹等。

（3）不要喝牛奶,因为牛奶虽不含膳食纤维,但能在肠道中增加残渣,使病情加重。

（4）多饮水,腹泻次数越多,体内水分丢失也越多,鼓励老人多喝白开水、茶水、淡盐水、红糖水。

（5）饮水的方法为多次少量,食物的温度也不宜过低,否则会使肠蠕动增加。

（6）一些多纤维的蔬菜,如芹菜、韭菜、豆芽、笋类等,吃了反而会加重病情。葱头、生萝卜等容易胀气,也要少吃。不要吃菠萝、草莓等水果。

问题17：如何预防及处置消化道异物?

老年人常见的消化道异物有鱼骨、鸡骨、肉骨、义齿、果核等。

异物常见部位多为扁桃体、舌根部、会厌骨、梨状窝、食管、胃等。

老人吞咽异物后应及时告知家人,及时就医,避免拖延,以免影响救治。

喝醋、吞咽馒头、继续吃、用力咳、隐瞒家人是错误的处置方法。

预防消化道异物的方法主要有：细嚼慢咽,纠正不良饮食习惯;对损坏的义齿应及时修复。

（丁蔚　陶春霞）

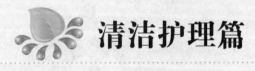

清洁护理篇

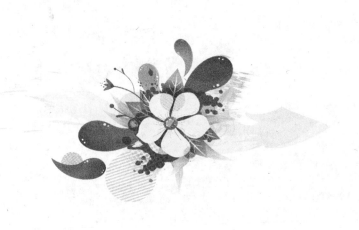

第一章　口腔清洁

 问题1：老年人牙齿掉了还需要刷牙吗？

有些老年人认为牙齿掉了就不用刷牙了，只要刷刷假牙就可以了，其实这是一种错误的理念。因为牙虽然掉了，但整个口腔环境还在，仍然需要做好清洁工作。正常人口腔中藏有数以亿计的细菌，漱一次口可以减少15%~25%的细菌，而刷一次牙可使细菌减少70%左右。

其次，老年人吞咽反射和咳嗽反射功能都有所下降，口腔中的异物容易被误吸入呼吸道，引发吸入性肺炎。而刷牙时，牙刷刺激牙龈及牙槽，引起兴奋，使吞咽反射和咳嗽反射功能增强，有助于减少吸入性肺炎的发生。

老年人只有掌握了科学的口腔保健方法，养成良好的口腔卫生习惯，才能及时预防和控制口腔疾病，拥有健康的牙齿。

 问题2：老年人如何正确选择和使用口腔清洁用具？

牙刷是清洁口腔的必备工具，老年人要根据自己的生理特点选择合适的牙刷。牙刷的刷头不能太大，尽量选择经过磨圆处理且弹性较好的软毛牙刷。若刷头过大、刷毛过硬，容易误伤牙龈和牙体。已磨损的牙刷不仅清洁效果欠佳，而且容易导致牙齿磨损以及牙龈损伤，所以不要使用这类牙刷。牙刷在使用间隔应保持清洁干燥，至多三个月就要更换一次牙刷。

大多数老人可根据个人喜好选择正规销售的牙膏。牙齿敏感或牙根暴露的老年人，宜选择有抗敏功能的牙膏。黏膜破损、牙龈或牙周有炎症的老年人，可在刷牙后选择漱口水配合使用。

问题3：您真的会刷牙吗？

提起刷牙,大家可能都不陌生。但是,你真的会刷牙吗？你刷牙的方法对吗？本书介绍由美国牙科协会推荐的巴斯刷牙法,至少每天早晚按此方法刷牙各一次,每次刷3分钟左右,可有效去除龈缘附近及龈沟内菌斑。具体方法如下：

（1）将牙刷对准牙齿与牙龈交接的地方,刷毛与牙齿大致呈45°角,同时将刷毛向牙齿轻压,使刷毛略呈圆弧,牙刷侧边与牙齿有相当大的接触（图3-1）。

（2）牙刷定位后,开始做短距离的水平运动,两颗到三颗牙前后来回刷约10次。

（3）上颌后牙的舌侧部分是较不易刷到的地方,刷这里时刷毛仍对准牙齿与牙龈的交接处,刷柄要贴近大门牙（图3-2）。

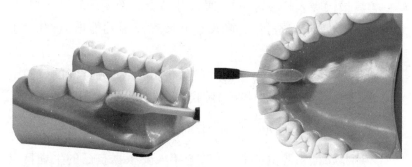

图3-1　刷毛与牙齿大致呈45°角　　图3-2　上颌后牙刷法

（4）刷咬合面时,也是两颗牙来回刷。咬合面上的天然窝沟不容易刷干净,要用些力刷（图3-3）。

（5）刷门牙的时候有点特殊,要把牙刷竖起来,一颗一颗地上下来回刷,内外都要刷到（图3-4）。

（6）只要循序地刷,便不会有遗漏,每个区域刷30秒左右。

（7）刷完所有牙齿后,轻轻地刷舌头表面,清水漱口。

要注意避免采用横刷法（即刷牙时做左右方向拉锯动作）,因为这样会损伤牙体以及牙周组织。

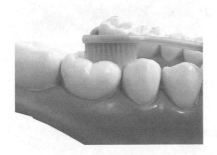

图 3-3 咬合面刷法

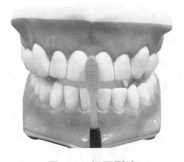

图 3-4 门牙刷法

 问题 4：为什么要使用牙线？

牙刷可刷掉牙齿表面 70% 的细菌，而牙线可将隐蔽在牙缝、牙颈等部位的牙菌斑、软垢和食物残渣彻底清除。建议每天使用一至两次牙线，尤其是晚餐后。尼

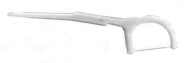

图 3-5 带棒牙线

龙线、丝线以及涤纶线均可作为牙线材料。牙线一般有两种款式，一种是带棒牙线（图 3-5），一种是牙线卷。带棒牙线使用简单，牙线卷经济实惠。

 问题 5：如何使用牙线？

使用带棒牙线时手捏细棒，照着镜子把细线摩擦进牙缝，直到牙龈，注意不要用力过大。先清洁牙缝的其中一面。上下左右缓慢摩擦，牙线与牙面成"C"字形，清洁面才能更大。然后用同样手法清洁牙缝的另一面。从门牙牙缝开始向后一个一个清理。顺序是，从简单的门牙开始，到难清理的大牙。一侧完成后换另一侧，上面完成后换下面（图 3-6）。一个带棒牙线被污染后就换新的。清洁一次全牙可能要用很多个带棒牙线。

使用牙线卷时，要在镜子面前操作。洗干净双手后截取一段大约 30 厘米长的牙线，将两头缠绕在两手中指上，剩余中间 10 厘米的长度，使线紧绷。中指控制线的长度。在使用过程中，一只中

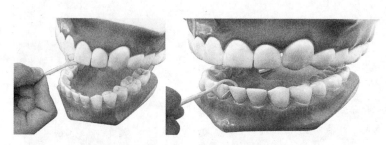

图3-6 使用带棒牙线清洁牙齿

指松线,另一只中指缠线,可以换得干净的线段。食指和中指配合,控制线的力度和位置。清洁方法和顺序与带棒牙线相同。

问题6:如何清洗假牙?

佩戴假牙可使老年人重享美食,而且还便于沟通交流,帮助老年人恢复自信。但佩戴假牙容易积聚食物残渣,所以应在餐后取下义齿进行清洗,其清洗方法与刷牙法相同。睡前应戴好手套取下假牙。取下的假牙可以放在冷水杯中,每日换水一次。注意勿将假牙浸于热水或乙醇中,以免变色、变形或老化。可用软毛牙刷蘸牙膏轻轻刷洗假牙,刷毛过硬和过于用力刷洗都会磨损假牙。如果假牙表面有污渍不易刷掉,可先使用义齿清洁片浸泡后再刷洗。夜间休息时应将假牙取下,这样不仅可使牙龈得到充分休息,还可防止细菌繁殖,并按摩牙龈。

问题7:如何有效漱口?

漱口可以将刚刚附着在牙齿表面尚未被细菌发酵的食物残渣冲掉,减少口腔疾病的发病率。同时,漱口还能防口臭,使口腔清洁舒适。经常漱口的人牙周炎、龋齿、上呼吸道感染、肺炎、支气管炎等疾病的发病率明显低于无此习惯的人。

正确的漱口方法是:将漱口水含在嘴里,后牙咬紧,利用唇颊部,也就是腮帮子的肌肉运动,使漱口水通过牙缝,只有这样才能达到漱口的目的。

一般建议每天除早晚刷牙外,还应每间隔两小时漱一次口,特别是吃饭前后一定要漱口,次数以每天6~8次为宜。

 问题8:如何正确选择漱口水?

正确使用漱口水能够清新口气,预防龋齿,治疗牙龈发炎。目前市面上的漱口水一般分为口腔卫生保健和口腔疾病治疗两种。

使用口腔疾病治疗类漱口水的老年人应在医生的建议下使用,不可自行盲目选择。不可以天天使用保健类漱口水,以免导致口腔内菌群失调;而且,使用漱口水漱口并不能代替刷牙。

此外,还可以选择茶水漱口。口腔里的食物残渣多呈酸性,会腐蚀牙齿,导致龋齿等牙病。而茶叶属碱性,有中和酸的作用,且能抑杀某些病菌。茶中所含氟化物是牙本质中不可缺少的重要物质,长期使用茶水漱口可使少量氟浸入牙组织,增强牙齿的坚韧性和抗酸能力,防止龋齿的发生。研究发现,茶叶中的茶素具有抑制流感病毒活性的作用,因此坚持用茶水漱口还可以帮助预防流感。

问题9:如何为卧床的老年人清洁口腔?

对于昏迷、鼻饲以及生活不能自理的老年人,可给予特殊口腔护理(图3-7),一般每天2~3次。可以用一次性海绵口腔棒(图3-8)为不能自行清洁口腔的老年人进行口腔护理。

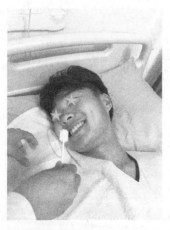

图3-7 特殊口腔护理

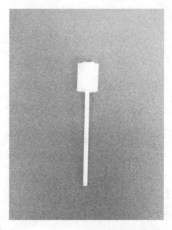

图3-8 一次性海绵口腔棒

（1）根据老年人的口腔情况，选择合适的口腔护理液。如果是清洁口腔、预防感染，可以选择生理盐水。如果是治疗性的口腔护理液，则应遵医嘱执行。将适量口腔护理液倒至清洁的杯子中，取一次性口腔护理棉棒浸泡于杯子中。如果是昏迷的老年人，还须准备压舌板。

（2）协助老年人侧卧或者使其头偏向右侧，以便于操作。在老年人颈下铺干净毛巾，以防止床单、枕头及衣服被浸湿，将弯盘放在老年人口角旁。

（3）用棉签帮助老年人湿润口唇（这样可防止口唇干裂者直接张口时口唇出血），让老人用吸管吸水漱口（昏迷的老年人禁止漱口，以免引起误吸）。

（4）让老年人咬合上下齿，用压舌板轻轻撑开其左侧颊部，用沾有口腔护理液的护理棉棒由臼齿到门齿纵向擦洗左侧牙齿的外面；更换棉棒，同法擦洗右侧牙齿的外面。

（5）让老年人张开上下齿，擦洗其牙齿左上内侧面、左上咬合面、左下内侧面、左下咬合面，弧形擦洗其左侧颊面；同法擦洗右侧牙齿。

（6）擦洗舌面以及硬腭部。协助老年人漱口，擦净口角，涂润唇膏或石蜡油湿润口唇。

第二章　头发的清洁

 问题1：老年人可以染头发吗？

随着人们生活水平的提高，很多老年人都希望自己变得年轻，为了让白发变黑而选择了染发。然而在染发致病的人群中，发病率高的往往是那些把白发染成黑发的老年人。这是因为老年人染发要从发根染起，染发剂与头皮紧密接触，再加上老年人染发的时间间隔往往很短,头部皮肤反复吸收染发剂,如果体质又较差,就更容易对身体造成伤害。目前市场上普遍使用的多为化学染发剂,其中含有一种叫做对苯二胺的致癌物质。一旦过敏体质的人接触到这种化学物质,就会出现红斑、丘疹、水疱等症状,从而引起过敏。如果长期与这种致癌物质接触,还可能诱发皮肤癌、白血病、膀胱癌等疾病。

因此,老年人最好不要染发,如果有特殊情况必须染,一年不要超过两次。最好使用天然纯植物染发剂,并且要到专业的美发店染发。在染发之前还要先做皮试,选择半永久性的染色剂。过敏体质、高血压、心脏病、哮喘患者则不建议染发。

 问题2：如何为卧床老年人梳头？

协助老年人取坐位或者半坐位,将毛巾铺在老年人肩上。将头发从中间分成两股,一手握住一股头发,一手持梳子,由发根梳向发梢。尽量采用圆钝齿的梳子,以免损伤头发。如遇到长发或者头发打结不易梳理时,应沿发梢至发根的方向梳理。避免过度牵拉,使老年人感到疼痛。

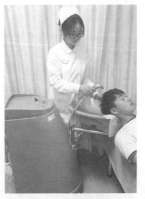

对于长发老人,可根据其喜好,将其长发编辫或者扎成束。

 问题3：如何利用洗头车为卧床老年人洗头？

（1）协助老年人取仰卧位,上半身斜向床边,头部枕在洗头车的头托上,将接水盘置于老年人头下（图3-9）。

（2）用棉球或者耳塞塞好老人的双耳,用纱布或者眼罩遮盖其双眼。

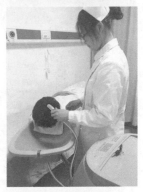

图3-9　洗头车洗头法

（3）松开老人头发，用温水充分湿润后，取适量洗发液于手心，均匀涂遍头发，由发际至脑后部反复揉搓，同时用指腹轻轻按摩头皮。一手抬起老人头部，另一手洗净脑后部头发，温水冲洗。

（4）取下老人眼罩以及耳内棉球，包好头发，擦干面部。帮助老年人取舒适卧位，用电吹风吹干头发。

问题4：如何自制马蹄形垫为卧床老年人洗头？

如果家中没有马蹄形垫，可以自制马蹄形垫。制作马蹄形垫的材料是毛毯、绳子和大塑料袋。将毛毯对叠，形成一个长约70厘米、宽约50厘米的长方形，从对角斜着向上卷，使之形成一个"U"字形，在距离两侧开口10～15厘米处用绳子固定，最后用密封较好的大塑料将它套起来，简易方便的马蹄形垫就做好了（图3-10）。

协助老年人仰卧，上半身斜向床边，将一块塑料（橡胶）布和浴巾铺于枕上，将枕头垫在老年人肩下。将马蹄形垫放在老年人后颈处，使老年人颈部枕在马蹄形垫的突起处，马蹄形垫的下端置于脸盆或者污水桶中，其他步骤同洗头车洗头步骤（2）至（4）（图3-11）。

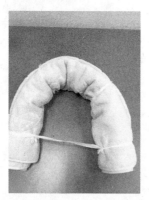

图3-10　自制马蹄形垫

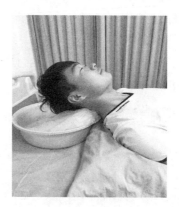

图3-11　自制马蹄形垫洗头法

问题 5：如何利用扣杯为卧床老年人洗头？

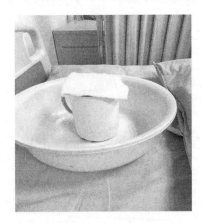

图 3-12   扣杯

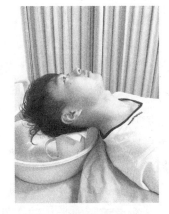

图 3-13   利用扣杯为卧床
老年人洗头

协助老年人仰卧,将枕头垫在老年人肩下,将毛巾和浴巾辅于老年人头部下方。在其头下方放一个脸盆,盆内扣一只杯子,杯上垫折成四折并外裹防水薄膜的毛巾,然后将老年人的头部枕于垫有方巾的扣杯上(图 3-12)。该操作方法简单,适用于病情较轻的老年人。其他步骤同洗头车洗头步骤(2)至(4)(图 3-13)。

第三章   皮肤的清洁

 问题 1：老年人的皮肤有何特点？

随着年龄的增长,人的皮肤逐渐老化:

(1)表皮、真皮及皮下组织的萎缩导致皮肤起皱变薄,缺少光泽,弹性降低,干燥、松弛、易裂,血管脆性增加,易出现紫癜、瘀斑等。

(2)汗腺的减少、萎缩,使汗液分泌减少,皮肤的排泄功能和体温调节功能降低,皮肤对外界的防御能力也随之降低,老人变得容易受热中暑,容易受凉感冒。

（3）皮肤的反应性减退,对冷、热、痛等的感觉反应迟钝,变得易受损伤。

（4）皮肤一旦破损,愈合能力差,常易感染,并发症增多,对细菌、病毒、真菌等病原微生物的防御能力也减弱,后果较严重。

 问题2：老年人为何容易皮肤瘙痒?

皮肤瘙痒多出现在60岁以上的群体中,且男性多于女性,瘙痒多呈阵发性,尤其是夜间更为严重,严重影响老年人的生活质量。

引起老年人皮肤瘙痒的原因有以下几个方面：

（1）主要原因为皮肤老化萎缩,皮脂腺、汗腺分泌功能减退,皮肤含水量减少,缺乏皮脂滋润,易受周围环境因素刺激,从而诱发瘙痒。

（2）秋冬季节气候干燥、寒冷,人体皮肤变得干涩粗糙,表皮脱落使皮内神经末梢更容易受到刺激,从而诱发皮肤瘙痒。南方春季气候潮湿,适合霉菌生长,穿着潮湿的衣物也容易刺激诱发皮肤瘙痒。

（3）洗澡水温度过高、洗澡次数过于频繁、使用碱性大的洗涤剂或肥皂均可导致皮肤瘙痒。

（4）某些疾病如肝胆疾病、消化不良、习惯性便秘、糖尿病、尿毒症、动脉硬化、过敏性及感染性疾病等,均可诱发皮肤瘙痒。

（5）易致敏的药物如氯霉素、奎尼丁、胺碘酮、异烟肼、链霉素、吡嗪酰胺等,也可诱发皮肤瘙痒症。

（6）进食虾、蟹、鱼等易致敏的食物及酒、浓茶、咖啡、辛辣（如辣椒）、煎炸等刺激性食物均可诱发皮肤瘙痒。

 问题3：老年人应如何预防皮肤瘙痒?

1. 维护皮肤屏障功能

（1）老年人油脂分泌减少,皮肤干燥,需要经常搽些护肤品,使皮肤保持一定滋润度。

（2）洗澡不宜太频，夏天可3天一次，冬天可每周一次。每次洗澡时间不宜太久，以20分钟左右为宜。洗澡的水温不宜太高，以35℃~40℃为宜。洗澡时不要用力搓皮肤，不要用碱性过大的肥皂，可用儿童香皂适当去污。沐浴后可涂保湿霜、凡士林、橄榄油等，瘙痒处应避免过度挠抓和用热水洗烫。

2．合理饮食

（1）营养要合理充分，膳食要均衡适当，饮食要清淡。

（2）不要吃得太饱、太腻，不吃或少吃辣椒、生蒜、咖啡、浓茶等刺激感觉神经系统的食物。

（3）多吃新鲜蔬菜、水果。

（4）保持大便通畅。

3．注意防寒防暑防过敏

（1）寒冷时要注意保暖，炎热时要注意避暑防潮。

（2）老年人的内衣最好选择纯棉质地，要柔软、光滑、吸湿性好。

（3）不要贴身穿羽绒、尼龙及毛制品衣服，以免产生静电，刺激皮肤引起瘙痒。

问题4：老年人皮肤瘙痒时应如何处理？

（1）分散注意力。选择老年人健身操或看电视、听音乐、聊天等方法，保持愉快的心情，转移对"痒"的注意力，防止因精神因素加重瘙痒。可巧妙地利用一些方法，如呼吸松弛法——有节律的呼吸松弛训练、皮肤拍打法——轻轻地拍打皮肤，刺激皮肤止痒等，减少对皮肤的挠抓。

（2）做好老年人的指甲护理，以防止抓伤皮肤造成感染。每周应修剪指甲1次，每次剪完指甲后要将指甲沿磨至平滑，因为有棱角或粗糙的指甲更容易抓伤皮肤。对不合作的老年人可让其戴不分指棉手套，或适当给予手部约束，以减少皮肤抓挠伤。

（3）严重瘙痒者可遵医嘱使用内服外用药物。外用药物一般早晚各涂 1 次;若当天洗澡,则在穿衣前全身涂药 1 次;若被尿液浸湿,则要在温水清洗后再涂药。涂药时护理者应戴手套,将药膏挤在双手上再均匀涂在老年人身上。注意保暖,及时拉好衣服和被子。每天观察用药效果及反应。

 问题5:如何协助老年人沐浴和盆浴?

(1)做好准备工作,检查浴盆或者浴室是否清洁,放置防滑垫,注意保暖,控制室温,避免对流风,将脸盆、毛巾、浴巾等用物放于浴盆内或浴室内易取处。

(2)协助老年人进入浴室,告知老年人冷热水调节器的位置,有条件者可在浴室中安装安全把手以及呼叫器,以防发生意外。

(3)老年人沐浴时,护理者应在可呼唤到的地方,并隔 5 分钟询问一次老年人的情况。

(4)如使用盆浴,根据情况协助老年人移出浴盆并擦干皮肤,协助老年人穿好清洁衣裤和拖鞋。

(5)浴盆浸泡时间不宜超过 20 分钟,因为过久易导致疲惫。沐浴应在进食 1 小时后进行,以免影响消化功能。

问题6:如何为卧床老年人擦洗身体?

若老年人病情较重、活动受限以及身体虚弱无法下床,则须进行床上擦浴。具体操步骤如下:

(1)准备所需物品:浴巾两条,毛巾两条,肥皂、浴毯、护肤用品,脸盆两个,水桶两个(一个用于盛热水,一个用于盛污水),清洁衣裤、垃圾桶。

(2)关闭门窗,调节室温,将老年人移近操作者,松开盖被,以浴毯遮盖。将脸盆和肥皂放在床旁桌上,倒入温水约满。

(3)松开盖被,将大毛巾半垫半盖在老年人擦洗部位,将毛巾叠成手套状(图 3-14)包在操作者手上,将包好的毛巾放入水中彻底浸湿。先用湿毛巾擦,然后用蘸肥皂的毛巾擦洗,再用湿毛巾反复擦净,最后用大毛巾擦干。

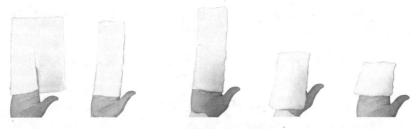

图3-14　将毛巾叠成手套状

（4）松开领口，给老年人洗眼、鼻、脸、耳、颈部等处，注意洗净耳后。

（5）脱去老年人上衣（先洗健康一侧，后洗患侧），擦洗其两臂。注意洗净腋窝部。帮助老年人侧卧，面向护理者，将脸盆放于床侧的大毛巾上，为老年人洗净双手。根据情况为其修剪指甲。

（6）解开老年人裤带，擦洗胸腹部。为女性老年人擦洗乳房时应环形用力，注意擦净乳房下皮肤皱褶处，必要时可将其乳房抬起以擦洗皱褶处皮肤。帮助老年人翻身，擦洗背及臀部。

（7）脱去长裤，擦洗两腿、两侧腹股沟、会阴。注意擦净肛门部位的皮肤皱褶。

最后将盆移于足下，床上垫大毛巾，洗净老人的双足，为其穿好裤子。

问题7：如何为男性卧床老年人进行会阴清洗？

会阴部由于其特殊的生理结构，容易成为病原微生物侵入人体的主要途径。经常进行会阴部清洁，对预防感染以及增进舒适度十分必要。

（1）清洗前的准备：会阴清洗的用物以及环境准备同床上擦浴。协助老年人取仰卧位，将盖被折于其会阴部以下，将浴毯盖在老年人胸部，戴好一次性手套。

（2）擦洗大腿上部：将浴毯上半部反折，暴露其阴茎部位。清洗并擦干两侧大腿上部。

（3）擦洗阴茎头部：轻轻提起阴茎，将浴巾铺在下方。由尿道口向外环形擦洗阴茎头部,更换毛巾,反复擦洗直至擦净阴茎。

(4)擦洗阴茎体部:沿阴茎体由上向下擦洗,特别注意阴茎下皮肤。

(5)擦洗阴囊部:小心托起阴囊,擦洗阴囊下皮肤皱折处。

(6)协助老年人取侧卧位,擦洗肛门后,脱去一次性手套,协助老年人穿好衣服。

 问题8:如何为女性老年人进行会阴清洗?

会阴清洗用物以及环境准备同床上擦浴。

(1)清洗前准备:协助老年人仰卧,屈膝,两腿分开。将盖被折于其会阴部以下,将浴毯盖在老年人胸部,戴好一次性手套。

(2)擦洗大腿上部:将浴毯上半部反折,暴露阴部。清洗并擦干两侧大腿上部。

(3)擦洗阴唇部分:一手轻轻合上阴唇,另一手擦洗阴唇外黏膜部分,从会阴部向直肠方向擦洗(从前向后)。

(4)擦洗尿道口和阴道口部分:一手分开阴唇,暴露尿道口和阴道口,另一手从会阴部向直肠方向轻轻擦洗各个部分,彻底擦净阴唇、阴蒂以及阴道口周围部分。

(5)协助老年人取侧卧位,擦洗肛门后,脱去一次性手套,协助老年人穿好衣服。

问题9:如何为老年人进行背部按摩?

一般在老年人沐浴后为其进行背部按摩,可以促进其背部皮肤血液循环,促进老年人身心放松。具体操作步骤如下:

(1)帮助老年人取俯卧位或者侧卧位,暴露老年人背部、肩部、上肢以及臀部。将身体部位用盖被盖好,将浴巾纵向铺在老年人身下。

(2)清洁背部:用毛巾擦洗老年人颈部、肩部、背部以及臀部。

（3）背部按摩：双手蘸少许50%酒精或者按摩油，用手掌的大小鱼际（图3-15）以环形方式为老人按摩。从骶尾部开始，沿脊柱两侧向上按摩至肩部。按摩肩胛部时用力应稍轻。再从上臂沿背部两侧向下按摩至髂嵴部位。如此有节律地按摩数次。

（4）用拇指指腹蘸少许50%酒精或者按摩油，由老人的骶尾部开始沿脊柱旁按摩至背部、肩部，再继续向下按摩至骶尾部（图3-16）。

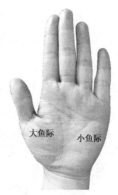

图3-15　手掌的大小鱼际

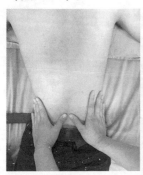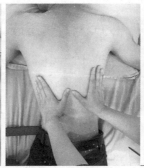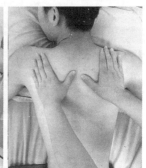

图3-16　背部按摩

（5）用手掌的大小鱼际蘸少许50%酒精或者按摩油，紧贴皮肤按摩其他受压处，按向心方向按摩，先由轻至重，再由重至轻。

🍀 问题10：老年人泡脚有哪些注意事项？

很多老年人都喜欢泡脚，觉得水温越高越舒服，其实这样做并不科学。

首先，泡脚水水温要适宜，以不超过体表温度（35℃左右）为佳，可用水温计测量水温或者用手感觉水温，因为老年人脚的感觉可能不是那么灵敏，甚至感觉很差，这时候用脚感受到的水温可能远远低于真实的温度，很容易导致烫伤。

其次，泡脚时间不可过长，20～30分钟即可，饭前、饭后30分钟内不宜泡脚,以免影响消化。

再次,洗净后用浅色纯棉毛巾将脚轻轻抹干,尤其是趾缝间,足部干燥者可擦保湿霜。

寒冬季节要做好足部保暖措施,避免暴露在过冷处。

注意:取暖时,不能直接接触热源,可用热水袋、电热毯预先温暖被窝、鞋袜后再关闭电源,这样做同样是为了防止烫伤。

第四章　特殊皮肤的护理

 问题1:卧床老年人为何容易有压疮?

压疮多为摩擦力、压力、剪切力引发的皮肤组织局部受损,在长期卧床的老年患者中发生率非常高。一旦发生压疮,不仅给老年人带来痛苦、加重病情、延长康复时间,而且还严重影响老年人的健康与生活。

(1)力学因素:压疮不仅可由垂直压力引起,还可由摩擦力和剪切力引起,通常是2~3种力联合作用所致。剪切力通常作用在皮肤深层,能够引发组织移位,进而导致邻近组织部位的血供、组织内氧张力下降,引发深部组织坏死,最终导致压疮的形成。摩擦力则是通过抽拽床单、衣物以及其他物品形成,从而导致皮肤挤压、变形,最后形成压疮。

(2)皮肤潮湿:皮肤经常受到汗液、尿液、粪便等的刺激后会变得潮湿,酸碱度也随之改变,从而使表皮角质层的保护能力下降,皮肤易发生破溃,很容易继发感染。皮肤潮湿会增加摩擦力,进而加重皮肤损伤。

(3)营养状况:营养状况是影响压疮形成的重要因素。全身营养摄入不足,蛋白质合成减少,皮下脂肪减少,肌肉萎缩,一旦受压,骨隆突处皮肤要承受外界压力和骨隆突本身对皮肤的挤压力,受压处因缺乏肌肉和脂肪组织的保护而容易发生血液循环障碍,从而出现压疮。过度肥胖者卧床时,体重对皮肤压力大,也容易引发压疮。

(4)年龄因素:老年人因老化过程导致皮肤在解剖结构、生理功能、免疫功能等方面出现衰退现象,由此导致皮肤的易损性增加。

问题2:压疮的好发部位有哪些?

压疮多发于长期受压以及缺乏脂肪组织保护、无肌肉包裹或肌层较薄的骨隆突处。卧位不同,好发部位也不同(图3-17)。

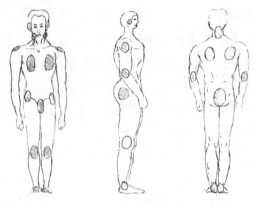

图3-17　压疮的好发部位

问题3:如何避免或者减少压疮的发生?

(1)经常翻身是帮助长期卧床的老年人解除压力最简单有效的办法,一般2小时翻身一次,必要时可半小时翻身一次。长期坐轮椅的老年人应至少每小时更换姿势一次,或每15分钟改变重点支撑点,以缓解坐骨结节处的压力。

(2)可采用泡沫垫、气垫、水垫等使支持面积加大,压力分散并受力均匀,帮助卧床老人减轻或缓解局部压力。

(3)保持老年人皮肤和床单的清洁干燥,避免使用肥皂或其他清洁用品,以免引起皮肤干燥或残留物刺激皮肤。擦洗皮肤时动作应轻柔,不可用力过度,以免损伤皮肤。对于易出汗的部位如腋窝、腘窝及腹股沟等,应及时擦干汗液。对大小便失禁者,应及时擦洗皮肤和更换床单。根据患者皮肤情况采取隔离保护措施，使用皮肤保护剂，如水胶体类敷料或伤口保护膜。

问题4：什么是失禁性皮炎？其致病原因主要有哪些？

失禁性皮炎又称失禁相关性皮炎，是潮湿相关性皮肤损伤的一种，指的是皮肤长期暴露于大小便中所引起的皮肤炎症，多发生于臀部、骶尾部、会阴部、腹股沟、女性阴唇、男性阴囊以及大腿内侧与后部。其表现主要有红疹、红斑、糜烂、浸渍、液性渗出，甚至会出现皮肤感染。

发生失禁性皮炎的直接原因在于大小便失禁，当皮肤长期处于潮湿的环境中时，尿液中含有的尿素氮使皮肤的 pH 值增大，变为碱性环境，与此同时还加强了与周围的摩擦力，皮肤的耐受性降低，使失禁性皮炎的发生成为可能；粪便中的脂酶与蛋白酶会减弱角质层的保护作用，进而引起失禁性皮炎。

老年人由于身体机能的退化，全身表皮逐渐变薄，轻微的刺激即能引起皮肤的损伤，尤其是长期卧床、大小便失禁的老年患者，发生失禁性皮炎的概率大大增加。

问题5：如何预防失禁性皮炎？

首先要保持局部清洁，及时更换潮湿衣裤或尿垫，温水清洗会阴部后用卷纸轻轻吸干水分或使用湿巾擦净局部。其次应经常检查腹股沟、阴囊等皮肤褶皱处，避免尿液和粪便残留。排便后给予柔软清洁湿巾拭净排泄物，动作要轻柔，避免用力擦拭，以防因摩擦而损伤皮肤。可采用假性接尿器或短时间留置导尿管的方法使尿失禁患者的局部皮肤脱离潮湿刺激，大便失禁患者可使用肛门栓子、卫生棉条、粘贴造口袋等方法保持局部皮肤干燥，预防性使用液体敷料形成保护膜，也可达到预防隔离的效果。

问题6：老年糖尿病病人的皮肤护理有哪些注意事项？

老年糖尿病患者由于自身疾病的特点，属于皮肤损伤的高危人群,容易出现皮肤瘙痒、疼痛、干燥等症状,血糖升高后,会形成利于细菌生长、繁殖的环境,因此,一旦皮肤出现损伤,非常容易受到细菌的感染,迁延不愈,严重影响生活质量。在生活中导致皮肤损伤的因素有很多,例如摔伤、皮炎、利器损伤等。为了防止皮肤损伤,可以定期对皮肤进行检查,观察是否出现红肿、疼痛现象,尤其是老年糖尿病患者,由于机体的抵抗力较弱,容易出现疖、痈等情况,因此,要定期对其皮肤进行检查,早发现,早治疗。

 问题7:什么是糖尿病足?

糖尿病足俗称"烂脚",世界卫生组织将它定义为与神经病变和不同程度的周围血管病变相关导致的足部感染、溃疡和(或)深层组织破坏(图3-18)。其发病率高,治疗困难,花费巨大。在所有的非外伤性低位截肢手术中,糖尿病患者占40% ~60%。面对如此高的致残率,糖尿病足往往被认为是最可怕的糖尿病并发症。

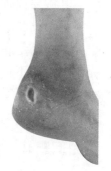

图 3-18　糖尿病足

 问题8:发生糖尿病足的高危人群中有你吗?

糖尿病病程超过10年吗?血糖控制得好不好?还在吸烟吗?常常感到肢体疼痛、麻木、灼热、针刺或者被烫到也没什么感觉吗?脚发凉、很怕冷?皮肤苍白或青紫?水肿?小腿会抽筋、疼痛,在行走时加重?足部畸形,骨头特别突出?过去有足部溃疡或截肢史?有上述情况者往往属于糖尿病足高危人群。

问题9:如何做糖尿病足筛查?如何进行足部动脉搏动情况自检?

建议老年人每半年到一年到正规医院进行一次糖尿病足筛查,包括下肢血管、感觉等专项检查。当然,学会自我检查足部动脉搏动情况也很重要。

进行足部动脉搏动情况自检的方法是:用食指、中指、无名指触摸足背动脉和胫后动脉搏动情况,如果能触及搏动而且搏动很有力,说明血管条件比较好;如果虽然能触摸到搏动,但是搏动弱,这时就需要密切观察了;如果不能触及,说明血管条件比较差,建议就医。

 问题10:该如何进行糖尿病足自检?

糖尿病足的预防胜于治疗,预防的第一步是自检,检查部位包括足背、足底、脚趾、趾缝。

其次要检查:足部皮肤干燥吗? 有裂口裂纹吗? 是否患有脚癣? 足部皮肤的温度、颜色怎么样? 趾甲是不是修剪得过短? 趾甲异常吗? 足底,足趾受压点怎么样? 骨头比较突出的地方皮肤完整吗? 是不是有老茧甚至水疱? 皮肤有红肿、感染吗? 不小心被戳伤、擦伤了吗? 足背动脉和胫后动脉能触摸得到吗?

腰腿不便的老年人可用镜子自行检查,或者请家人帮助检查。

问题11:老年糖尿病患者如何减少糖尿病足的发生?

预防和减少糖尿病足发生的方法主要有:

(1)注意足部的清洁和卫生。养成每日多次洗脚的好习惯,且每次洗脚时间最好大于6分钟,注意保持脚部干燥,防止细菌的滋生。另外,勤洗袜子勤刷鞋,注意脚部的保暖以及通风,从外源减少细菌的感染。再者,脚趾甲不宜过长,也不宜过短,适度即可;注意剪趾甲的方式,防止因剪趾甲方法不当造成外伤;尽量穿尺码合适、鞋底柔软舒适的鞋,防止因足部挤压造成外伤。

(2)注意防范不当行为引发的不必要损伤。主要是防范烫伤,用热水泡脚时水温适宜即可,不要使用温度过高的热水烫脚;使用暖宝类产品时,不要让该类产品长时间接触同一位置,以免局部因温度过高而溃烂。同时,北方冬季天气寒冷,应注意防范足部的冻伤,一旦发现有冻裂的小伤口,应及时处理,以免伤口伤情加重;相对地,在气候较潮湿的南方,则应注意防止湿气入体造成足部湿疹。

(赵雪萍　刘丽珺　王萃)

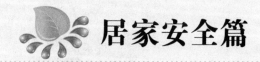

居家安全篇

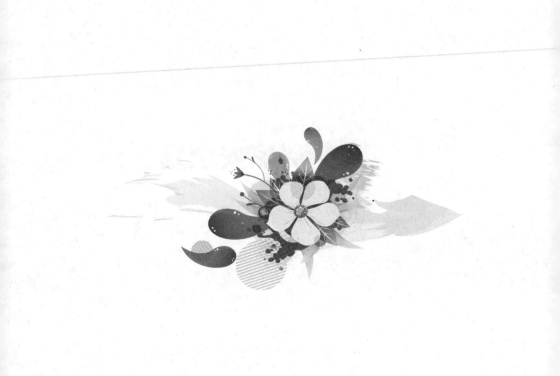

第一章　急救护理技术

 问题1：什么是心搏骤停？导致心搏骤停的主要原因有哪些？

1. 心搏骤停的定义

心搏骤停（sudden cardian arrest，SCA）是指心脏射血功能的突然终止，是心源性猝死的最主要原因。SCA 导致血液循环中断，引起全身严重缺血缺氧。心源性猝死是指急性症状发作后 1 小时内以意识突然丧失为特征、由心脏原因引起的死亡。

2. 导致心搏骤停的主要原因

导致心搏骤停的主要原因包括心源性和非心源性因素。

（1）心源性原因是指心脏本身的疾病。冠心病是造成成人心搏骤停的最主要原因，约 80% 的心源性猝死是由冠心病及其并发症引起的。各种心肌病引起的心源性猝死占 5%～15%，如肥厚梗阻型心肌病、致心律失常型心肌病等。严重缓慢型心律失常和心室停顿是心源性猝死的另一重要原因。

（2）非心源性原因是指其他影响心脏的疾患或因素。例如，各种原因所致的呼吸停止、神经系统疾病如大面积脑梗死、脑出血、电解质紊乱、药物中毒等。

 问题2：呼吸心脏骤停的常见临床表现有哪些？

呼吸心脏骤停后，血液停止流动，脑血流量急剧减少，可引起明显的循环系统和神经系统症状。具体临床表现为：

（1）急性意识丧失或全身短暂性抽搐（多在心搏骤停 10～20 秒内出现），面色由开始苍白迅速呈现发绀。

（2）心音消失、颈动脉搏动消失、血压测不出（立即出现）。

（3）呼吸骤停或呼吸开始抽泣样逐渐缓慢继而停止（立即或延长至60秒后停止）。

（4）瞳孔散大、固定（30～40秒后出现）。

呼吸心脏骤停时，以突然意识丧失、昏迷、发绀和颈动脉搏动消失而扪不到为最重要特征。对于老年人，通常是检查其颈动脉搏动，也可触及股动脉。

 问题3：什么是心肺复苏？

心肺复苏（cardiopulmonary resuscitation，CPR）是针对心搏、呼吸停止的急症危重病人所采取的关键抢救措施，即通过胸外按压形成暂时的人工循环并恢复心脏自主搏动和血液循环，采用人工呼吸代替自主呼吸并恢复自主呼吸，快速电除颤转复心室颤动，以及尽早使用血管活性药物来重新恢复自主循环的急救技术。在心搏骤停的最初3～5分钟给予患者有效标准的CPR是抢救患者成功的关键。

 问题4：对于出现呼吸心脏骤停的患者应如何进行急救？

心肺复苏的基本程序是指胸外按压、开放气道、人工呼吸，其具体流程如下：

1. 在安全的情况下，快速识别和判断心搏骤停

（1）判断患者有无意识：轻拍患者双肩并大声呼喊："喂，你怎么了？"如果认识患者，可直接呼喊其名字。同时快速检查患者是否有呼吸，目视胸廓有无起伏，以上动作应在10秒内完成。

（2）呼救：如发现患者无反应、无呼吸，应立即呼叫周围的人来协助抢救，可大叫："来人啊，救命啊！"被叫来的人除协助做CPR外，还应立即拨打"120"进行呼救。在救助淹溺、窒息性心脏骤停的老年患者时，急救者应先进行5个周期（2分钟）的CPR，然后拨打"120"。

（3）将患者安置于复苏体位：即让患者取仰卧位，头、颈部应与躯干保持在同一轴面上，头部位置尽量低于心脏，以使血液容易流向头部,将患者双手放置在身体两侧,解开其上衣,暴露胸部。如果患者摔倒时面部向下,在呼救时应小心转动患者,一手固定其颈后部,另一手固体其一侧腋部(适用于颈椎损伤)或髋部(适用于胸椎或腰椎损伤),使全身整体轴式翻身(以防造成脊髓损伤),让患者躺在平实的地面或者床板上。

2. 循环支持

(1)判断大动脉搏动:对于非专业急救人员,不再强调训练其检查脉搏,只要发现无反应的患者没有自主呼吸就应按心搏骤停处理。专业急救医务人员的做法是,将食指和中指并拢触摸患者颈动脉以感觉有无搏动(搏动触点在气管正中部位向旁滑移2~3厘米,胸锁乳突肌内侧缘)(图4-1)。检查脉搏的时间一般不能超过10秒,如果10秒内仍不能确定有无脉搏,应立即实施胸外按压。

(2)胸外按压:操作时根据患者身体位置的高低,站立或跪在患者身体的任何一侧均可。必要时应将脚下垫高,以保证按

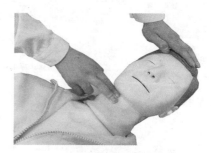

图4-1 判断患者有无脉搏,触摸颈动脉搏动

压时两臂伸直、下压力量垂直。将一只手的掌根放在患者胸部的中央,胸骨下半部上,即两乳头连线之间的胸骨处,将另一只手的掌根置于第一只手上,两手手指交叉紧紧相扣,手指尽量向上、不接触胸壁(图4-2)。按压时双肘须伸直,垂直向下快速用力按压(图4-3),成人按压频率为至少100~120次/分,下压深度至少为5~6厘米,每次按压之后应让胸廓完全回弹。按压时间与放松时间各占一半左右,放松时掌根部不能离开胸壁,以免按压点移位。按压与通气的比率为30:2。如是双人或多人施救,应每2分钟或5个周期CPR(每个周期包括30次按压和2次人工呼吸)更换按压者,并在5秒钟内完成转换,尽量减少按压通气中断。

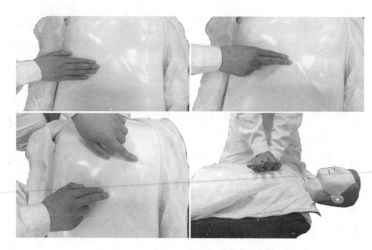

图4-2　胸外心脏按压定位方法

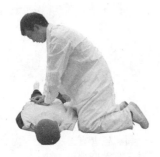

图4-3　急救者双肩
垂直向下按压

（3）胸外心脏按压的注意事项：确保按压部位正确,按压力量不能集中在胸骨上,以免造成肋骨骨折。按压应稳定而有规律地进行,下压用力要垂直向下,不要忽快忽慢、忽轻忽重、身体前后晃动,不要间断,以免影响心排血量。放松时要完全,使胸部充分回弹扩张,手掌根部不要离开胸壁,以保证按压位置的准确。最初做口对口吹气与胸外心脏按压4～5个循环后,检查一次生命体征;以后每隔4～5分钟检查一次生命体征,每次检查时间不得超过10秒。

3.开放气道

如果发现患者口腔内有异物,如食物、呕吐物、泥沙、假牙等,应尽快清理,以免造成气道阻塞。常用的开放气道方法包括：

（1）仰头抬颌法:适用于头和颈部没有损伤的患者。用一手小鱼际放在患者前额,向下压迫;同时另一手的食指和中指并拢,放在患者下颌角处将其向上抬起使头部后仰,气道即可开放（图4-4）。注意:手指勿用力压迫颈部软组织,以免造成气道梗阻。

（2）托颌法：对于疑似头颈部创伤者，用此法开放气道比较安全。站立或跪在患者头顶部，肘关节支撑在患者仰卧的平面上，两手分别放在患者头部两侧，分别用两手的食指和中指固定住患者两侧下颌角，小鱼际固定住两侧颞部，拉起患者两侧下颌角使其头部后仰，气道即可开放。如果患者双唇紧闭，可用拇指将其口唇分开（图4-5）。

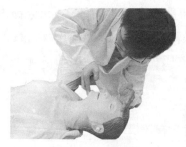
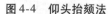
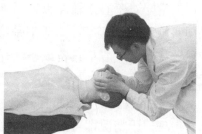

图4-4　仰头抬颏法　　　　　图4-5　托颌法

4．人工呼吸

当患者没有呼吸时，急救者应立即通过口对口、口对面罩、球囊-面罩或球囊对高级气道等人工呼吸施救。由于条件所限，院外急救一般采用口对口人工呼吸。专业人员也可选择其他通气方式，如球囊-面罩、气管插管等。首先在气道通畅和患者口部张开的位置时进行。急救者用按压患者前额一手的拇指和食指捏紧其鼻孔，用自己的双唇把患者的口完全包绕，然后吹气1秒以上，使患者胸廓扩张（图4-6）；吹气毕，施救者松开捏鼻孔的手，让患者的胸廓及肺依靠其弹性自主回缩呼气，同时均匀吸气；以上步骤再重复一次。给予人工呼吸前，施救者正常吸气即可，无须深吸气。如果患者面部受伤妨碍口对口人工呼吸，可进行口对鼻通气。施救者深呼吸一次并用嘴封住患者的鼻子，抬高

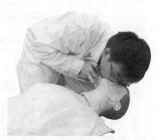

图4-6　口对口人工呼吸

患者的下巴并封住其口唇,对患者的鼻子深吹一口气,移开急救者的嘴并用手将患者的嘴敞开,使气体出来。每次吹气量700～1000毫升(或10毫升/千克),每次吹气持续2秒。吹气时见到患者胸部出现起伏即可,如患者无胸部起伏或感觉阻力增加,应考虑到气道尚未开放或气道内存在异物阻塞。

5. 早期除颤

室颤是成人心脏骤停最初发生的较为常见而且较容易治疗的心律矢常。对于心搏骤停患者,如果能在意识丧失的3～5分钟内立即实施CPR及除颤,存活率是最高的。除颤需用到除颤仪,院外现场急救时一般不具备该条件,故应在不间断CPR的情况下等待"120"救援。

6. 心肺复苏的有效指标

出现以下情况即可判断心肺复苏有效:

(1)颈动脉搏动:按压有效时,每按压一次可触摸到颈动脉的一次搏动,若中止按压后搏动亦消失,则应继续进行胸外按压;如果停止按压后脉搏仍然存在,说明病人的心搏已恢复。

(2)面色及口唇:复苏有效时,面色及口唇由发绀转为红润;若变为灰白,则说明复苏无效。

(3)自主呼吸出现:自主呼吸的出现并不意味着可以停止人工呼吸。如果自主呼吸微弱,仍应坚持人工辅助呼吸。

(4)其他:复苏有效时,可出现瞳孔由大变小并有对光反射,甚至有眼球活动及四肢抽动。

7. 终止抢救的标准

现场CPR应坚持不间断地进行,不可轻易做出停止复苏的决定。只有符合下列条件时,现场急救人员方可考虑终止复苏:

(1)患者的呼吸和循环已有效恢复。

(2)患者无心搏和自主呼吸,CPR在常温下持续30分钟以上,"120"急救人员到场确定患者已死亡。

(3)有"120"急救人员接手承担复苏或其他人员接替急救。

问题 5：什么是冠心病？冠心病的高危因素有哪些？冠心病的主要表现是什么？

1．冠心病

冠心病是心脏供血的血管发生狭窄、阻塞或者痉挛，使心肌缺血缺氧或坏死而引起的心脏病。

2．冠心病的主要高危因素

年龄、性别（多见于 40 岁以上人群，男性多于女性），脂质代谢异常，高血压，吸烟，糖尿病，糖耐量异常。

3．主要临床表现

（1）心绞痛：心前区或胸骨后有闷痛、压榨或窒息感，疼痛可放射到左或左上肢小指端，含硝酸甘油 3~5 分钟后迅速缓解。

（2）心肌梗死：心前区疼痛症状更严重，持续时间更长，硝酸甘油不能缓解。部分病人可有腹痛、牙痛以及下巴、颈部和背部疼痛等症状。

 问题 6：冠心病的治疗方式有哪几种？

治疗冠心病的方法主要有药物治疗、心脏介入治疗和搭桥手术。

 问题 7：如何对冠心病患者进行家庭急救？

可以从以下方面入手来对冠心病患者实施家庭急救：

（1）让患者躺下并放松，舌下含服硝酸甘油片 1 片。

（2）如果服药 5 分钟后疼痛没有减轻，可重复给药。

（3）如果仍感到疼痛，要保持情绪稳定，并立即呼叫救护车。

（4）如果是有高危因素的病人，在交通条件允许的情况下，应尽快送至有胸痛中心的医院救治。

 问题 8：常用止血方法有哪些？

1．包扎止血

包扎止血一般用于无明显动脉性出血。对于小创口出血，有条件时可先用生理盐水冲洗局部,再用消毒纱布覆盖创口,绷带或三角巾包扎。无条件时可用冷开水冲洗,再用干净毛巾或其他软质布料覆盖包扎。

如果创口较大而出血较多,则要加压包扎止血,同时将受伤部位抬高也有利于止血。包扎的压力应适度,以达到止血而又不影响肢体远端血液循环为度。包扎后若远端动脉还可触到搏动,皮色无明显变化即为适度。

2. 指压法止血

该方法适用于急救处理较急剧的动脉出血。具体方法是:将手指压在出血动脉近心端的邻近骨头上,阻断血运来源。指压法止血属于应急止血措施,因动脉有侧支循环,故效果有限,有条件时应及时改用其他止血方法。常用压迫止血点主要如下:

（1）头面部（图 4-7）

① 压迫颞动脉:手指压在耳前下颌关节处,可止同侧上额、颞部及前头部出血。

② 压迫颌外动脉:手固定头部,另一手拇指压在下颌角前下方,可止同侧脸下部及口腔出血。

③ 压迫颈动脉:将同侧胸锁乳突肌中段前缘的颈动脉压颈椎横突上,可止同侧头颈部、咽部等较广泛

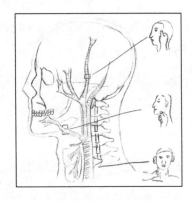

图 4-7　头面部出血常用指压部位

出血。注意:压迫时间不能太长,更不能两侧同时压迫,以免引起严重脑缺血;更不要因匆忙而将气管压住,那样容易引起呼吸受阻。

（2）肩部和上肢出血（图 4-8）

① 压迫锁骨下动脉:在锁骨上窝内 1/3 处按到动脉搏动后,将其压在第一肋骨上,可止肩部、腋部及上肢出血。

② 压迫肱动脉:在肱二头肌内侧沟触到搏动后,将其压在肱

骨上,可止来自上肢下端前臂的出血。

③ 压迫尺、桡动脉:在手掌腕横纹稍上方的内侧或外侧触到搏动后,将其压在尺骨和桡骨上,可止手部出血。

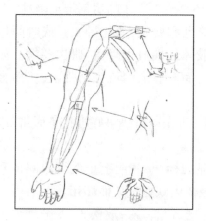

图4-8　肩部和上肢出血
　　　常用指压部位

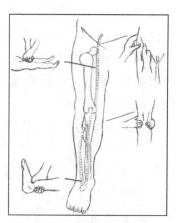

图4-9　下肢出血常用
　　　指压部位

（3）下肢出血(图4-9)

① 压迫股动脉:在腹股沟韧带中点搏动处,将拳头或双手拇指交叠用力压在耻骨上支,可止大腿出血。

② 压迫腘动脉:在腘窝中部触到搏动后压迫腘动脉,可止小腿出血。

③ 压迫胫前或胫后动脉:压迫足背中部近脚腕处的搏动点(胫前动脉)和足跟内侧与内踝之间的搏动点(胫后动脉),可止足部出血。

3.止血带法止血

对于较大的肢体动脉出血,为运送伤员方便起见,应上止血带。用橡皮带、宽布条、三角巾、毛巾等作为止血带均可。

（1）上肢出血:止血带应结扎在上臂的上1/3处,禁止扎在中段,以免损伤桡神经。

（2）下肢出血:止血带扎在大腿的中部。上止血带前,先要将伤肢抬高,尽量使静脉血回流,并用软质敷料垫好局部,然后再扎止血带,以止血带远端肢体动脉刚刚摸不到为度。

4. 注意事项

止血位置应正确,严禁将泥土、面粉等不洁物撒在伤口上,那样不仅会造成进一步污染,而且还会给下一步的清创带来困难。

使用止血带应严格掌握适应证和要领,如扎得太紧或时间过长,均可引起软组织压迫坏死、肢体远端血运障碍、肌肉萎缩。如果扎得不紧,动脉远端仍有血流,而静脉的回流完全受阻,反而会使伤口出血更多。

止血带不能直接扎在皮肤上,应先用衬垫垫好再扎止血带,以防勒伤皮肤。

扎好止血带后一定要做明显的标记,写明上止血带的部位和时间,以免忘记定时放松,导致肢体因缺血过久而坏死。

上止血带后每半小时到一小时放松一次,放松3~5分钟后再扎上;放松止血带时可暂用手指压迫止血。

 问题9:发生外伤后如何清理包扎伤口?

1. 清理伤口

(1) 擦伤:这是皮肤表层擦破伤中最常见的一种类型,通常伤较势轻。如伤口有肮脏物,应先用清水冲洗干净,然后用无菌纱布及药水胶布盖好伤口;若伤口比较大或流血不止,应尽快到医院诊治。贴创可贴一般属于应急处理,没有消毒作用。如果用碘酒消毒伤口周围皮肤,必须再用酒精擦去,这样做是为了避免碘酒灼伤皮肤。消毒剂刺激性较强,不可直接涂抹在伤口上;30%双氧水(过氧化氢)、酒精等可以,但有一定刺激性。消毒伤口周围的皮肤要由内往外,即由伤口边缘开始,逐渐向周围扩大消毒区,这样越靠近伤口处就越清洁。

(2) 刺伤:即由锐器戳刺所致的人体损伤,常见的锐器有针、剪、木刺等,损伤特点为皮肤伤口小,但往往造成深部组织损伤,因引流不畅,易继发化脓性感染或破伤风等。对于刺伤导致的出血不要马上按住止血,因为流血可以带出脏的异物,降低感染概率。

刺伤患者一般均须到医院注射抗破伤风药物。

(3)割伤：即锐器作用于人体所致的软组织损伤。常见的锐器有刀刃、玻璃片和竹片等。通常割伤伤口边缘整齐，周围组织破坏相对轻，由于伤口相对比较干净，普通清洗即可。如果出血较多，必须用直接压迫法止血，即用手指或手掌隔着消毒纱布直接压住伤口（没有异物的部位）控制出血，施压5～15分钟，止血后再包扎妥当。对于玻璃割伤导致的伤口，应仔细观察，如怀疑有异物，可用清水反复冲洗，若发现有异物嵌在伤口内，应尽快到医院治疗；切勿盲目自行拔出异物，以免导致伤口大量出血。

(4)咬蜇伤：通常以猫狗抓咬伤、蜂蜇伤为主。

① 猫狗抓咬伤对组织有切割、撕扯作用，常伴不同程度的组织挫裂伤，由于动物口腔中有大量细菌可进入伤口，因此切不可忽视。是否就地、立即、彻底冲洗伤口，是决定治疗成败的关键。对于较深的伤口宜清创，彻底清除异物和坏死组织，用大量生理盐水、新洁尔灭溶液、双氧水（过氧化氢）等冲洗，伤口原则上不缝合，同时使用抗生素、抗狂犬病疫苗和破伤风抗毒素。

② 蜂蜇伤是蜂类的尾针刺伤皮肤时将毒液注入皮内所致。常见的有蜜蜂蜇伤和黄蜂蜇伤。局部处理可用小针挑拨或胶布粘贴取出蜂刺，不要挤压，以免毒汁进入皮内引起严重反应。蜜蜂蜂毒呈酸性，可用弱碱性液（如5%碳酸氢钠液）湿敷以中和毒素。黄蜂蜂毒呈碱性，可用醋酸中和，局部红肿处可外用炉甘石洗剂。

(5)烧伤与烫伤：多为火焰、热液（水、汤、油等）、蒸汽所引起的组织损害，通常要求患者尽早摘除手表、指环等束缚物，以免伤口肿胀时难以脱掉，影响伤口处理。不要用冰块覆盖伤口，以免进一步破坏皮肤的细胞组织。不要随意用物料如红药水、紫药水、醋、酱油、肥皂、牙膏、生姜汁或蛋白等涂搽，以免导致伤势恶化。对受伤部位出现的水疱不要擅自刺破，以免造成感染。对烧伤或烫伤严重的患者，须尽快送医院救治。

另外，对于某些特殊情况的伤口须格外予以关注，比如糖尿病患者,即使只是一些微不足道的小伤口,都可能酿成慢性皮肤炎症,因为血糖控制不好的患者抵抗力比较差,容易发生细菌感染,加上血管病变使末梢循环不良,皮肤伤口不易愈合。当伤口出现红肿、疼痛且逐渐加重并产生分泌物时,表示伤口已有深度感染,一定要及时就医。如果有刺入体腔或血管附近的异物,切不可轻率地拔出,以免损伤血管或内脏,引起危险,现场不必处理,应及时送医。如果遇到一些特别严重的伤口,如内脏脱出等,不应将之送回,以免引起严重的感染或发生其他意外,原则上可用消毒的大纱布或干净的布类包好,然后将用酒精涂擦或煮沸消毒后的碗或小盆扣在上面,用带子或三角巾包好,并及时送医。

2. 包扎伤口

伤口经过清洁处理后,要做好包扎。包扎具有保护伤口、压迫止血、减少感染、减轻疼痛、固定敷料和夹板等作用。包扎时,要做到快、准、轻、牢。快,即动作敏捷迅速;准,即部位准确、严密;轻,即动作轻柔,不要碰撞伤口;牢,即包扎牢靠,既不可过紧,以免影响血液循环,也不能过松,以免纱布脱落。

包扎伤口,不同部位有不同的方法。最常用的包扎材料是卷轴绷带和三角巾,家庭中也可以用相应材料代替。卷轴绷带即用纱布卷成,一般长5米。将一块方巾对角剪开,即成两块三角巾,三角巾应用灵活,包扎面积大,各个部位都可以应用。

 问题10:一般外伤急救包扎的方法有哪些?

1. 三角巾包扎法

对较大创面、固定夹板、手臂悬吊等,须应用三角巾包扎法。

(1)普通头部包扎:先将三角巾底边折叠,把三角巾底边放于前额拉到脑后,相交后先打一半结,再绕至前额打结,最后将顶角向上反折嵌入底边内(图4-10)。

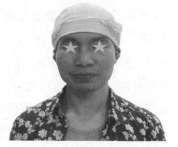

图4-10 普通头部包扎法

（2）风帽式头部包扎：将三角巾顶角和底边中央各打一结成风帽状。将顶角结放于额前，底边结放在后脑勺下方，将两底边拉紧并向外反折数道，交叉包绕下颌部后绕至后脑勺下方，在预先做成的底边结上打结（图4-11）。

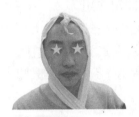
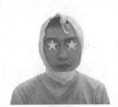
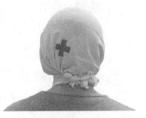

图4-11　风帽式头部包扎法

（3）普通面部包扎：将三角巾顶角打一结，在适当位置剪孔（眼、鼻处）。将打结处放于头顶，三角巾罩于面部，剪孔处正好露出眼、鼻。三角巾左右两角拉到颈后交叉，再拉到前面打结（图4-12）。

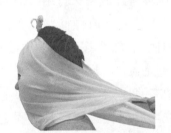
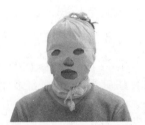

图4-12　普通面部包扎法

（4）普通胸部包扎：将三角巾顶角向上贴于局部，如系右胸受伤，则将顶角放在左肩上，底边扯到背后在后面打结，再将右角拉到肩部与顶角打结（图4-13）。背部包扎与胸部包扎相同，唯位置相反，结打于胸部。

（5）注意事项

① 一般家庭没有三角巾，但由于其在急救时用途较广，日常应配备。三角巾的制作很简

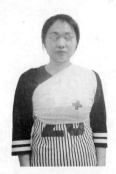

图4-13　普通胸部包扎法

单,将一米见方的布沿对角线剪开即成。

② 三角巾除上述用法外,还可用于手、足部的包扎,亦可用于对脚挫伤的包扎固定,或对不便上绷带的伤口进行包扎和止血。

③ 三角巾的另一重要用途为悬吊手臂,不仅可对已用夹板的手臂起固定作用,还可对无夹板的伤肢起夹板固定作用。

2. 绷带包扎法

(1) 环形包扎法:这是绷带包扎法中最基本最常用的方法,一般小伤口清洁后的包扎都是用此法。它还适用于颈部、头部、腿部以及胸腹等处。具体方法是:第一圈稍呈斜形环绕,第二圈、第三圈呈环形,并将第一圈斜出的一角压于环形圈内,这样固定更牢靠些。

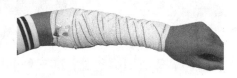

图4-14　绷带包扎的基本方法

最后用胶布将尾端固定,或将带尾端剪开成两头打结(图4-14)。

(2) 蛇形包扎法:多用于夹板的固定或做筒状简单固定时。方法是:先将绷带环形缠绕数周固定,然后按绷带的宽度做间隔的斜向上缠或下缠即成,各周互不遮盖。

(3) 螺旋形包扎法:多用在粗细差不多的地方,如上臂、手指、躯干、大腿等。方法是:先按环形包扎法缠绕数圈固定,然后上缠每圈盖住前圈的 1/3 ~ 1/2 成螺旋形。

(4) 螺旋反折包扎法:多用在粗细不等的地方,如前臂、小腿等。方法是:每周缠绕时均将绷带向下反折,并遮盖上一周的 1/3 ~ 1/2,反折部位应位于相同部位,使之成一直线。注意:不可在伤口上或骨隆突处反折。

(5) 注意事项

① 包扎卷轴绷带前要先简单清理创口并放置消毒敷料。不得用手或脏物触摸伤口,不得用水冲洗伤口(化学伤或有泥沙等脏物除外),不得擅自取出伤口内异物,不得把脱出体腔的内脏还纳,操作时要小心谨慎。

② 包扎时,应展开绷带的外侧头,背对患部,一边展开一边缠绕。无论用何种包扎形式,均应环形起、环形止,松紧适当,平整无褶。最后将绷带末端剪成两半,打方结固定。结应打在患部的对侧,不可压在患部。

③ 包扎时一定要松紧适当,过松易滑脱而失去作用,过紧则造成压迫。骨折时其夹板绷带的长度最低应超过骨折部上下两关节,否则达不到固定目的,反而有害。

④ 包扎方向应从远心端向近心端,以帮助静脉血液回流。包扎四肢时应将指(趾)端外露,以便观察血液循环。

⑤ 包扎时伤员要取舒适体位,皮肤皱褶处与骨隆突处要用棉垫或纱布做衬垫。

⑥ 解除绷带时,应先解开固定结或取下胶布,然后两手互相传递松解。紧急时或绷带已被伤口分泌物浸透干结时,可用剪刀剪开。

第二章　居家护理用具的使用

 问题1: 轮椅适用于哪些人群?

(1)下肢残疾者。

(2)偏瘫或者半身截瘫能坐立者。

(3)行动不便者。

 问题2: 如何使用轮椅?

1. 乘坐轮椅

移近轮椅,扳动驻立刹车,刹住左右后轮固定住轮椅,这时候乘坐者可扶住左右扶手慢慢坐到坐垫上,然后将脚踏板展开。家属或护理者可根据乘坐者的实际情况对脚踏板的高度进行调节。

脚踏板调好后,系好安全带,松开驻立刹车即可推行。偏瘫患者患肢与健侧协调运动亦可推动轮椅行进。

2．在平地上推动轮椅

（1）乘坐者在平地上推动轮椅时,臀部须坐稳,身躯保持平衡,头仰起向前。

（2）双臂向后,肘关节稍屈,手抓轮环后部,双臂向前,伸肘。

（3）身体略向前倾,多次重复,上身产生的前冲力会使手臂力量增强。

3．乘坐者在平地上倒退轮椅

（1）双臂在轮把之间绕过椅背,伸肘置双手于手动圈上。

（2）倾身向后,压低双肩,使手臂能用足够力气将车轮向后推动,不能将轮椅推上斜坡者亦可用此法使轮椅倒上斜坡。

4．在斜坡上推动轮椅

（1）上坡:身体前倾,双手分别置于手动圈顶部之后,腕关节背伸、肩关节屈曲并内收向前推动车轮。通过转换车轮方向,不仅可使之与斜坡相交,还能使轮椅在斜坡上立住。

（2）下坡:伸展头部和肩部并应用手制动,可将双手置于车轮前方或在维持腕关节背伸时将一掌骨顶在手动圈下方进行制动。坡度过陡时轮椅要由家属或护理者控制,一定要保持轮椅缓慢倒行下坡,上坡时即为正常的推行(图4-15)。

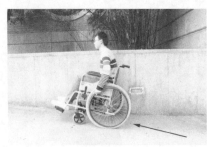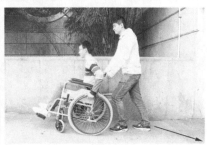

图4-15　轮椅上下坡

5．转换轮椅方向（以转向左侧为例）

（1）将左手置于手动圈后方。

（2）左臂略向外侧旋转，从而将身体重量通过左手传递至车轮内侧。

（3）以左手将右侧车轮向后转动，同时右手在正常姿势下将右侧车轮转向前方。

6．下轮椅

当乘坐者要下轮椅车时，须先扳下驻立刹车固定住轮椅，然后收起脚踏板，待乘坐者双脚踩稳地面后松开其安全带，乘坐者手握扶手或由家属、护理者搀扶站离轮椅。

问题3：使用轮椅时有哪些注意事项？

（1）乘坐者千万不能踩着脚踏板上下轮椅车，以免造成轮椅前翻，带来伤害。

（2）驻立刹车的作用是轮椅在停止状态时固定轮椅，保持轮椅稳定。当轮椅在行驶过程中或上下坡时千万不能使用驻立刹车，以免造成翻车。

（3）在行驶过程中，如果由家属或护理者推行，遇到低矮的障碍物时，须先告知乘坐者，让乘坐者双手抓握扶手，后背紧贴轮椅靠背，然后家属或护理者双手握住把手套，同时用脚踩大架后面的脚踏管，使前轮抬起越过障碍物。当后轮碰到障碍物时，家属或护理者双手紧握把手套向上提起后轮越过障碍物。如果遇到大的障碍物或台阶，家属或护理者同样须先告知乘坐者，让乘坐者双手抓握扶手，后背紧贴轮椅靠背，然后需要有两个人抓握轮椅两侧的大架，将轮椅平抬，直至越过障碍物。

（4）家属或护理者推行轮椅时，要注意乘坐者的安全与稳定性、舒适与保暖，动作要轻稳，车速不宜过快。如果是移动有意识障碍的老人，则应另有其他人的帮助，以防发生意外。

问题4：拐杖分为几种类型？

根据杖的结构和使用方法，拐杖可分为手杖和腋杖。

1．手杖

手杖为一只手扶持以助行走的工具。具体有以下几种：

（1）单足手杖：用木材或铝合金制成。适用于握力好、上肢支撑力强者，如有健侧的偏瘫患者、老年人等。

（2）多足手杖：由于有三足或四足、支撑面广且稳定性好，因此，多用于平衡能力欠佳、用单足手杖不够安全的患者。

2．腋杖

适用于截瘫或外伤较严重的患者，要求使用者的手臂力量要强。分固定式和可调式。

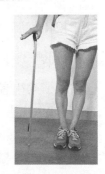

问题5：如何选择拐杖的长度？

选择合适长度的拐杖是保障患者安全、最大限度发挥拐杖功能的关键。

（1）手杖的长度。让患者穿上鞋或下肢矫形器站立，肘关节屈曲150°，腕关节背屈，小趾前外侧15厘米至背伸掌面的距离即为手杖的长度（图4-16）。

图4-16　手杖长度的选择

（2）腋杖的长度。确定腋杖长度最简单的方法是：身长减去41厘米即为腋杖的长度。站立时股骨大转子的高度即为把手的位置。测量时患者应着常穿的鞋站立。若患者下肢或上肢有短缩畸形，可让患者穿上鞋或下肢矫形器仰卧，将腋杖轻轻贴近腋窝，从腋窝至小趾前外侧15厘米与足底平齐处即为腋杖最适宜的长度。

问题6：如何正确使用拐杖？

手杖使用比较简单，这里不再赘述，持腋杖行走的步态如下：

（1）四点式：适用于无法以任何一脚支持身体全部重量者。

步骤：右拐→左脚→左拐→右脚。

（2）三点式：适用于某一腿无法支持身体重量，但另一腿及双臂正常者。

步骤：患肢与两侧拐杖先行→健肢。

（3）两点式：适用于腿部无法支撑重量,但肌肉协调、平衡好、臂力强者。

步骤：双拐向前→摇摆身体向前。

（4）摇摆步态：适用于横穿街道,必须快速通行的场合。

步骤：双拐向前→摇摆身体向前。

（5）上下楼梯：

① 上楼梯：健肢先上,双拐及患肢同时跨上阶梯。

② 下楼梯：双拐及患肢同时跨下阶梯。

 问题7：使用拐杖有哪些注意事项?

（1）使用拐杖前,应先练习增强手臂力量的运动,如举沙袋。

（2）拐杖高度为腋垫离腋下约两指宽处与地面的距离,勿让腋垫紧靠腋下,也不能将身体压在拐杖上休息,以免压迫腋部神经造成手臂麻痹。

（3）正确的使用姿势为抬头挺胸,将重量放在手掌上,撑起身体重量。

（4）使用拐杖时不可穿着拖鞋、高跟鞋或丝袜,应穿着平稳的鞋子并小心行走,以防跌倒。

（5）行走时要注意周围环境安全,地板以干燥平稳为佳,避免行走于崎岖湿滑的路面。

 问题8：颈托的作用是什么?

颈托是颈椎病辅助治疗器具,能制动和保护颈椎,减少神经磨损,减轻椎间关节创伤性反应,并有利于组织水肿的消退和巩固疗效、防止复发。颈托可应用于各型颈椎病,对急性发作期患者,对颈椎间盘突出症、交感神经型及椎动脉型颈椎病患者尤其适合。

 问题9：如何选择颈托的尺寸?

颈托后片上缘应靠近枕骨,下缘应靠近双肩。前片边缘压于后片之上,下颌可以完全放入颈托前片的下凹槽内,下颌宽度可以较合适地贴合前片弧度,左右两侧下颌与前片弧度相差小于1厘米。

 问题10:如何佩戴颈托?

颈托的佩戴流程如下(以卧床为例,图4-17):

（1）让患者穿一件贴身衣服。

（2）将患者平移至一侧床旁,协助其轴向翻身至侧卧位,为其佩戴颈托后片。

（3）协助患者轴向翻身为平卧位,为其佩戴颈托前片,颈托前片边缘压住后片。

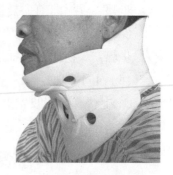

图4-17 佩戴颈托

（4）系好尼龙搭扣,并检查颈托松紧度,以能伸入一指为宜。

 问题11:佩戴颈托时有哪些注意事项?

（1）保持颈部清洁,防止颈部皮肤过敏。个别患者对泡沫颈托易产生过敏,使用时可在颈托内面垫上小毛巾,小毛巾每天更换。进食时要防止食物从下颌污染颈部,定期清洁颈部的皮肤。

（2）正确掌握使用时间,依病情而定。一般手术病人使用时间为1~3个月,颈托可以白天戴上,休息时除去,卧床时可解除颈托前半部分,用颈托的后半部分固定颈部。长期应用颈托会引起颈背部肌肉萎缩、关节僵硬,非但无益,反而有害,所以穿戴时间不可过久,在症状逐渐减轻后,要及时除去,同时加强肌肉锻炼。在停止使用颈托前,必须到医院进行复查,然后再由医生决定停止使用的时间。

 问题12:腰托的作用是什么?

使用腰托的目的是通过矫正腰椎内在病理变化所致的不良体位,使腰椎保持制动与稳定状态,使损伤的椎间盘充分休息,其主要作用为制动和保护。

1. 制动作用

佩戴上腰托后,腰椎的活动,尤其是前屈活动会受到限制,腰椎局部组织可以得到相对充分的休息,从而缓解肌肉痉挛,促进血运的恢复,消散致痛物质,使神经根周围及椎间关节的炎症反应得以减轻或消失。

2. 保护作用

腰托能加强腰椎的稳定性,因此当腰椎间盘突出症患者经卧床或牵引后开始下地活动时,佩戴腰托可加强保护,使腰椎的活动量和活动范围受到一定限制,从而巩固前期治疗效果。

 问题13:如何选择腰托的尺寸?

应佩戴与自身腰长度、周径相适应的腰托,腰托后侧不宜过度前凸,禁止使用过窄的腰托,也不要使用过短的腰托。

 问题14:如何佩戴腰托?

腰托的佩戴流程如下(以卧床为例,图4-18):

(1)让患者穿一件贴身衣服。

(2)将患者平移至一侧床旁,使其左侧轴向翻身取侧卧位。

(3)将腰托左侧向内卷成筒状,放入患者身下,使腰托正中线的位置正对着患者脊柱。

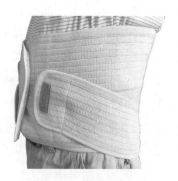

图4-18 佩戴腰托

(4)让患者轴向翻身至平卧位,先后将腰托内外侧固定片黏牢,并检查松紧度,以可伸入一指为宜。

 问题15:佩戴腰托有哪些注意事项?

(1)保证腰托的内外、上下位置正确,腰围上缘位于肋下缘,下缘位于臀裂处。

（2）注意观察有无皮肤压迫，避免皮肤磨损，应每天清洁佩戴处的皮肤。

（3）佩戴腰托期间不宜负重，不宜弯腰拾物，可蹲下拾物，以直立行走为主。

（4）症状重时经常戴，尤其是久站或久坐时，睡眠及休息时可取下。佩戴腰托的时间应严格遵守医生的指导，一般为 4～6 周，最长不应超过 3 个月。

第三章　用药安全

 问题1：正确的用药观念有哪些？

能口服就不用肌肉注射，能肌肉注射就不用静脉输液，力求把药品使用的副作用和风险降至最低。从安全性看，同种药物不同的给药途径安全性不同，口服用药安全性大于肌注用药，肌注用药安全性大于静脉用药，虽然静脉用药和肌注用药的疗效发挥比口服用药好，但由于静脉或肌肉组织给药缺少消化道及防御系统的处理，其引起过敏反应的可能性大大增加，而且输液使用过程中可能产生的微粒也增加了对机体组织伤害的风险。

避免滥用抗生素。

 问题2：如何安全选择药物？

首先应当确诊是什么病，然后对症下药，不能只凭自我感觉或某一症状就随便用药。

其次是了解药物的性质、特点、适应证、不良反应等，要选用疗效好、毒性低的药物。

三是对症选药。贵不等于好，关键在于是否对症。药物的价格是由其本身的来源、成本、生产的产量以及生产的厂家来决定的。比如,合资药厂生产的药就比内资药厂生产的贵,进口药就更贵了。

问题3：家庭储备药品应注意些什么？

（1）药品应使用原包装物,以便识别及掌握用法用量。如无原包装,就应选用干净的小瓶将其干燥后装药,并将药物的名称、服法、用量等写清楚,贴在包装瓶上。药品说明书要保存好,以备查。

（2）药品最好分类存放,如内服药和外用药应分开存放。不要用一种药的瓶子去装另一种药,以免误用。

（3）药品应按照使用说明书上规定的贮藏条件保存。

（4）要经常（一般为3个月）检查药品是否超过有效期或变质失效。

（5）请将药品放在儿童不能接触的地方,不要把药品当作玩具给小孩玩弄。

问题4：滥用抗菌药物对人体有哪些危害？

滥用抗菌药物对人体的危害主要有以下方面：

（1）诱发细菌耐药,因为几乎没有抗菌药物不存在耐药现象。

（2）抗菌药在杀菌的同时也会对人体造成损害,如影响肝肾功能、发生胃肠道反应及引发再生障碍性贫血等。

（3）导致二重感染。在正常情况下,人体的口腔、呼吸道、肠道都有细菌寄生,寄殖菌群在相互拮抗下维持着平衡状态。如果长期使用广谱抗菌药物,敏感菌会被杀灭,而不敏感菌乘机繁殖,未被抑制的细菌、真菌及外来菌也可乘虚而入,诱发又一次的感染。

（4）滥用抗菌药物可能引起一个地区某些细菌耐药现象的发生,使对感染的治疗变得十分困难,这样发展下去,人类将对细菌束手无策。

问题5：使用抗菌药物有哪些常见误区？

误区1 认为抗菌药物是退烧药而随意使用。不是所有的发热都是由细菌感染引起的,比如常见的伤风感冒通常是由病毒所致,但也发热,用抗菌药物毫无用处,而服用一般解热镇痛药大多可以奏效。患了病毒性感冒后,应到医院诊疗,一般不需要服用抗菌药物,只要加强护理,适当休息,多喝开水,给予易消化的饮食,通常很快就会恢复健康。

误区2 认为越是新的、贵的抗菌药物疗效越好。不少患者喜欢向医生点名要使用某种抗菌药物,其实,每一种抗菌药物都有各自的适应证,请医师根据病因配一些对症的抗菌药物,才能取得最佳的疗效。

误区3 随意应用抗菌药物预防细菌感染。比如,哪怕是皮肤外伤、手术清除表浅的小囊肿等无菌手术,也一律使用抗菌药物。如此滥用非但预防不了感染,反而会引起不良反应。

误区4 一旦患有细菌感染,不问青红皂白,立即使用抗菌药物,根本不重视必要的细菌培养。如果不能明确致病病菌,盲目使用抗菌药物,往往会延误治疗和抢救时机。

 问题6：在选择外用抗菌药物时应注意什么？

（1）应该选择不经常或不作为全身使用的抗菌药物,如多黏菌素、杆菌肽、新霉素、莫匹罗星等。

（2）要对症下药。细菌有很多种类,不同细菌造成感染的表现不一样,所选用的药物也就不一样。

（3）不要长时间、大面积外用抗菌药物。一是因为药物可以经皮肤吸收,产生全身性的毒性作用,如长期外用庆大霉素,人体吸收后可能产生耳毒性和肾毒性;二则长期、大面积外用抗菌药物可诱发耐药菌株的出现,以后使用就不再有效了。

问题7：老年人使用非处方药有哪些注意事项?

（1）严格按剂量要求，并按时用药。老年人记忆力有所衰退，容易忘记用药，有时，因治疗心切，希望"立竿见影"，往往还自行加量，这是非常危险的。有的老人漏服一次药后，下次服药时就自行服用双倍剂量，这样很容易产生不良后果，因为服药过量造成的危害可能比原疾病的危害更为严重。为了按时用药，可以用定时钟并写一个纸条置于明显位置，以提醒自己准时用药。

（2）掌握好用药技巧。内服药片或胶囊时，至少应用半杯温开水（约250毫升）送服。若水量过少，药片易滞留在食管壁上，既刺激食管，又延误疗效。服药的姿势以站立最佳，如果情况许可，还应坐直身体，吞下药片后约1分钟再躺下。此外，有的药片不宜嚼碎或压碎服用，有的药片则需要嚼碎或打碎后服用，都必须按说明书使用；一些控释片、缓释片以及肠溶片等均不应打碎服用。

（3）注意药物不良反应，即使是非处方药也不例外，它们只不过比处方药安全性高一些而已。首先要知道自己的药物过敏史，尤其是在使用同类药物时更应谨慎，并留心观察用药后的全身变化，如有无皮疹、瘙痒、红斑、头晕、无力等，一旦出现严重反应，应立即停药就医。

（4）警惕药物间的相互作用。老年人往往同时服用多种药物，不少还中西药合用，为此，在用药前应向医师或药师咨询同服各药之间有无不良的相互作用，或有利的相互作用。比如，在服用解热镇痛药的同时饮酒易致肝、肾毒性；在服用处方药的镇静、安定剂时，再用非处方药的镇静助眠药则易因过量而引起中毒。如有疑问，应向医师或药师咨询。

（5）注意保存方法。一般中西药的非处方药多是口服制剂，少数是外用或五官科用药，因此应按说明书的要求存放。一般应放在阴凉处，糖浆、滴眼剂应放在冰箱内（4℃左右），但勿放在冷冻层，以免药物变质。

问题8：老年体位性低血压有哪些症状？一旦发生应如何处理？如何预防？

老年体位性低血压主要表现为乏力、头晕、出冷汗、心悸、恶心、呕吐。

如果发生，应让患者平卧位，取头低足高位。

为避免体位性体血压的发生，应避免长时间站立，改变体位时动作宜缓慢。

 问题9：老年高血压患者用药有哪些注意事项？

（1）坚持定期随访，定期做心电图，检查血钾、尿素、肌酐等，坚持服药治疗，不可随意停药。

（2）长效降压药要发挥稳定的降压作用一般需要1～2周，患者不可因只服用几天药物未见明显降压效果而要求医生加药或频繁更换药物。

（3）长效制剂一般在清晨顿服。患者不可根据自测血压自行调整为睡前服用，应当咨询医生后再更改。

（4）不应因担心药物不良反应而不愿长期服药；出现不良反应后，不可随意停药或更换药物。药物不良反应通常是可逆的，停药后可逐渐消失。只要在医生的指导下用药，一般都是安全的，可长期应用。

（5）多种药物联用、老年患者及服用α受体阻滞剂者易出现体位性低血压。故该类患者改变体位时应缓慢，避免长时间站立。

（6）老年人易发生餐后低血压，防范措施有：食物不宜过热、宜混合膳食、少食多餐，餐后在座位上多坐5～10分钟后再起立活动。已发生过餐后低血压者，餐前喝一小杯凉水。

（孟红燕　李春会　王萃）

运动康复篇

第一章　健康保健操

 问题1：怎样通过简单易行的运动来缓解颈肩痛？

颈椎操运动疗法是现代康复医学的重要内容之一，对于预防和缓解颈肩疼痛具有不可替代的作用，而且简单易学、经济有效，适合肩颈疼痛的老人在家进行自我保健治疗和预防。具体动作如下：

准备姿势：自然站立，双目平视，双脚略分开，与肩同宽，双手叉腰。

（1）低头：最大限度地低头（图5-1）。

（2）仰头：最大限度地仰头（图5-2）。

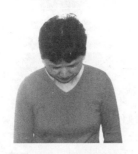 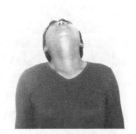

图5-1　最大限度地低头　　　　图5-2　最大限度地仰头

（3）歪头：分别向两侧最大限度地歪头（图5-3、图5-4）。

（4）转头：分别向两侧最大限度地转头，转头的概念是头顶尽量向前，下巴尽力向后方（图5-5、图5-6）。

（5）耸肩：一只手自然握住另一只手，双肩上耸，缩脖子（图5-7）。

（6）兜肩：双肩要尽量前兜（图5-8）。

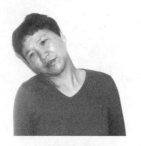

图 5-3　向右侧最大限度地歪头

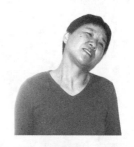

图 5-4　向左侧最大限度地歪头

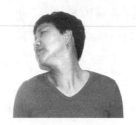

图 5-5　向右侧最大限度地转头

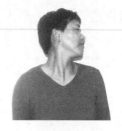

图 5-6　向左侧最大限度地转头

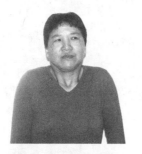

图 5-7　双肩上耸，缩脖子

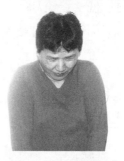

图 5-8　双肩尽量前兜

（7）屈腕曲肘：腕部、肘部尽量向内弯曲（图 5-9）。

（8）扩胸：双手上举，扩胸至最大限度（图 5-10）。

（9）向后夹肩胛骨：十指交叉放在背后，向后紧夹肩胛骨。这个动作对增强肩背部力量非常有益（图 5-11）。

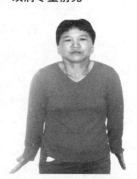

图 5-9　腕部、肘部尽量向内弯曲

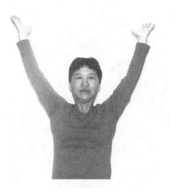
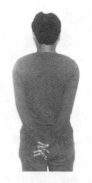

图 5-10　双手上举,扩胸至　　　图 5-11　十指交叉放在背后,
最大限度　　　　　　　　　　　　　　向后紧夹肩胛骨

 问题 2：怎样做手指操?

每个人的 10 个手指都对应着身体的某个部分,并起到调节和梳理的作用。研究发现,老年人做手指操不仅有助于消除疲劳、减轻精神负担、缓解紧张情绪,而且还有助于预防老年痴呆。手指操的具体动作如下:

(1) 挤压中指

方法:左手自然伸平,右手大拇指顺手掌方向放在左手中指上,其他手指与大拇指轻轻挤压左手中指。过一会儿换到右手做同样的动作(图 5-12)。

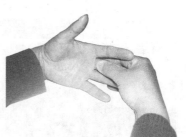

图 5-12　挤压中指

作用:提神、消除疲劳、减轻精神负担,能让人很快平静下来,有助于改善呼吸和增强视力。

(2) 轻攥中指

方法:左手伸平,右手大拇指放在左手中指一侧,右手其他手指轻轻攥住左手中指。过一会儿换到右手中指做同样的动作(图 5-13)。

作用:积蓄力量,帮助呼吸通畅,增强视力与听力,消除脚痛,使人摆脱萎靡不振和动作迟钝。

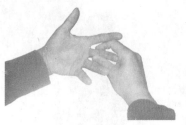

图 5-13　轻攥中指

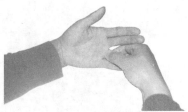

图 5-14　轻挤无名指

（3）轻挤无名指

方法：右手大拇指顺手掌方向放在左手无名指和小指上，其他手指放在左手背上，一起轻轻挤压。片刻后换到右手上重复此动作（图 5-14）。

作用：安神，减轻疲劳，缓解精神压力和紧张情绪，帮助呼吸，增强心脏功能。

（4）挤压手心

方法：右手大拇指放在左手食指和中指上，右手其他手指从手心方向挤压。过一会儿换到另一只手做同样的动作（图 5-15）。

作用：消除疲劳，减轻精神压力，帮助人摆脱仇恨、恐惧、愤怒等情绪，逐步恢复自信。

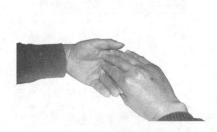

图 5-15　挤压手心

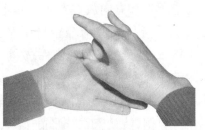

图 5-16　顶大拇指

（5）顶大拇指

方法：右手大拇指内侧和中指指甲盖顶住左手大拇指轻轻按压，随后换到另一只手上做同样的动作（图 5-16）。

作用：积蓄力量，激活身体各部组织，消除疲劳，不再贪恋甜食，有助于减肥，改善脸色。

（6）上挺手指

方法：左手无名指指甲顶住左手大拇指指肚，其他手指用力向上挺。过一会儿换右手做同样的动作（图5-17）。

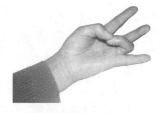

图5-17　上挺手指

作用：调整呼吸节奏，增强听力，进一步改善脸色和保护皮肤，增强自信心，摆脱忧伤情绪。在跑步、行走、散步、登山和做操时做此动作十分有益。

（7）按压指肚

方法：两手中指指肚合拢，其他手指交叉放在指根处，轻轻按压（图5-18）。

作用：有助于消化，清除体内油脂，帮助呼吸，缓解疲劳，缓解头痛、背痛和脚痛。

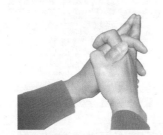

图5-18　按压指肚

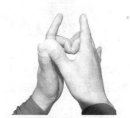

图5-19　手指上伸

（8）手指上伸

方法：左手和右手的中指指甲盖并拢，其他手指用力向上伸（图5-19）。

作用：有助于呼吸，减轻脊椎压力，安定情绪。

以上手指操没有时间限制，经常做能收到明显效果。

　问题3：老年人如何改善经常出现的手脚冰冷状况？

老年人经常会出现手脚冰冷状况，冬天尤其容易脚冷，练习金刚坐有利于改善这个状况。

金刚坐是瑜伽运动的冥想体式，可以促进消化，增强踝部和

脚趾运动,刺激下半身血液循环,促进末梢循环,改善足部冰冷的状况。具体练习步骤如下:

（1）跪坐,背部平直,调息（图5-20）。

（2）跪立,双膝微分,脚尖踮起、打开与肩同宽（图5-21）。

（3）慢慢将臀部落到脚跟上,初学者视自己情况而定,不要太勉强自己,然后将臀部完全坐在小腿中间（图5-22）。

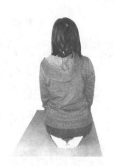

图5-20　跪坐,背部平直,调息

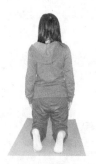

图5-21　跪立,双膝微分,脚尖踮起、打开与肩同宽

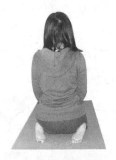

图5-22　慢慢将臀部落到脚跟上,然后将臀部完全坐在小腿中间

 问题4：怎样通过运动来促进下肢术后功能的恢复?

踝泵运动是一项简单易行、效果显著的下肢功能锻炼方法,通过踝关节的运动,像泵一样促进下肢血液循环和淋巴回流,对病人下肢术后功能的恢复至关重要。

踝泵运动分为屈伸和环绕两组动作。

（1）屈伸动作:病人躺或坐在床上,下肢伸展,大腿放松,缓缓勾起脚尖,尽力使脚尖朝向自己（图5-23）,至最大限度时保持10秒钟,然后脚尖缓缓下压（图5-24）,至最大限度时再保持10秒钟,然后放松,这样一组动作完成。稍作休息后可再进行下一组动作。反复地屈伸踝关节,最好每个小时练习5分钟,一天练习5~8次。

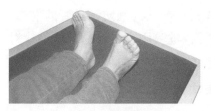

图 5-23　缓缓勾起脚尖，
尽力使脚尖朝向自己

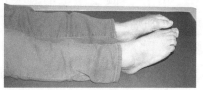

图 5-24　脚尖缓缓下压

（2）环绕动作：病人躺或坐在床上，下肢伸展，大腿放松，以踝关节为中心，脚趾做 360°环绕，环绕可以使更多的肌肉得到运动，尽力保持动作的最大幅度（图 5-25、图 5-26）。

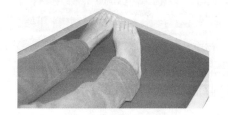

图 5-25　双脚向内环绕

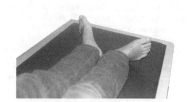

图 5-26　双脚向外环绕

第二章　脑卒中的分期康复运动

 问题1：什么是脑卒中？

"脑卒中"又称"中风"或"脑血管意外"，是由于脑部血管突然破裂或因血管阻塞导致血液不能流入大脑而引起脑组织损伤的一组急性脑血管疾病，包括缺血性和出血性卒中。缺血性卒中的发病率高于出血性卒中，占脑卒中总数的 60% ~ 70%。颈内动脉和椎动脉闭塞和狭窄可引起缺血性脑卒中，发病年龄多在 40 岁以上，男性较女性多，严重者可引起死亡。出血性卒中的病死率较高。

由于一直缺乏有效的治疗手段,目前认为预防是最好的措施,其中高血压是导致脑卒中的重要可控危险因素,因此,降压治疗对预防卒中发病和复发尤为重要。

问题2：脑卒中的早期康复包括哪些内容?

脑卒中的早期康复内容包括保持良好的肢体位置、体位变换、关节的被动活动、预防吸入性肺炎、床上移动训练、床上动作训练、起坐训练、坐位平衡训练、日常生活活动能力训练、移动训练等。

问题3：早期康复治疗最好从什么时候开始?

一般认为,康复治疗开始的时间应为病人生命体征稳定、神经病学症状不再发展后48小时。有人认为,康复应从急性期开始,只要不妨碍治疗,康复训练开始得越早越好。脑卒中后,只要不影响抢救,马上就可行康复治疗、保持良好体位、体位变换(翻身)和适宜的肢体被动活动等,而主动训练则应在患者神志清醒、生命体征平稳且精神症状不再进展后48小时开始。

问题4：脑卒中的康复治疗原则是什么?

根据 Brunnstrom 分期,偏瘫治疗和训练的原则是尽可能地破坏患者的异常运动模式,促进正常的运动机能,通过各种方法促进患者的身体机能逐步向下一个恢复阶段过渡。因此应根据患者所处的恢复阶段,选择相应的训练方法和项目。但值得注意的是,患者并不是按照人为制定的恢复阶段去截然分级的,所以很难判定某患者绝对是哪一级的、为达到某个目标必须做哪项运动。而且同一个运动项目可能有多重目的,同一个目的可能有多种训练方法。因此,为患者选择训练项目时绝不能照本宣科,而是应该根据患者的具体情况,为其选择最恰当的训练项目。

问题5：脑卒中各期的康复有哪些侧重点?

1~2期:保持正确的卧位、姿势。通过对头部、健肢施加抵抗运动,诱发联合反应。维持关节活动度训练。利用肢具保持手的对掌状态。尽可能使用患侧手。

2~3 期：多做从协同运动中分离出来的运动，可促进机体运动功能的恢复。如促进肩肘关节支持性和伸展性的运动：肩关节内收状态下的肘关节屈曲；肩关节外展状态下的肘关节伸展；肘关节屈曲状态下的前臂旋前；肘关节伸展状态下的旋后。

3~4 期：这个阶段上肢近心关节的支持性已有所改善，但手指因受屈曲运动模式的影响伸展受限，所以，应该在进一步强化上肢支持能力的同时致力于扩大手指的伸展范围，并尽可能在日常生活中使用患手。

4~5 期：促进肢体各关节空间的支持性。

5~6 期：多做能提高肢体运动的速度、准确性以及持久性的运动。如抓握动作训练，从抓大的物体逐渐过渡到抓握较小、较细、较滑的物品。

 问题 6：处在早期（Brunnstrom 1~2 期）的患者可以做哪些康复运动？

Brunnstrom 1~2 期，相当于发病后的急性期或迟缓期。患者一般表现为迟缓性瘫，既没有随意的肌肉收缩，也不出现联合反应，机体基本处于全面松弛状态。这一阶段应该围绕提高患者整体的活动性这一中心制订训练计划和方案，同时注意预防肿胀、肌肉缩短、关节活动受限等并发症。

1. 正确的床上卧位与变换

（1）正确的床上卧位

① 健侧卧位：健侧肢体处于下方的侧卧位。患侧上肢用枕头垫起，肩关节屈曲约 100°，上肢尽可能伸直，手指伸展开。患侧下肢用枕头垫起，保持屈髋、屈膝位，足部亦垫在枕头上，不可悬于枕头边缘（图 5-27）。

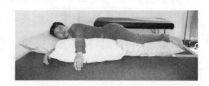

图 5-27　健侧肢体处于下方

② 仰卧位:头部枕于枕头上,躯干平展,在患侧臀部至大腿下外侧垫放一个长枕,防止患者髋关节外旋。患侧肩胛下方放一枕头,使肩上抬,并使肘部伸直,腕关节背伸,手指伸开,手中不握东西。患侧下肢伸展,可在膝下放一枕头,形成膝关节屈曲,足底不接触物品,可用床架支撑被褥(图5-28)。

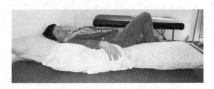

图5-28 平躺仰卧位

③ 患侧卧位:患侧肢体处于下方,这样有助于刺激、牵拉患侧,减轻痉挛。患侧头稍前屈,躯干后倾,用枕头稳固支撑后背,患侧肩前伸,肘伸直,前臂旋后,手腕背伸,手心向上,手指伸展开。患侧下肢髋关节伸展,微屈膝。注意,一定要保持患侧肩关节处于前伸位(图5-29)。

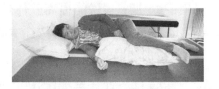

图5-29 患侧肢体处于下方

(2) 正确的床上体位变换

① 向患侧辅助翻身:令患者抬起健侧腿向患侧伸,健侧上肢也向前摆,辅助者一手放在患膝上辅助患腿外旋,另一手可辅助患侧上肢处于前伸体位(图5-30)。

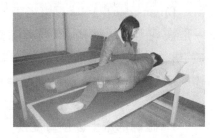

图5-30 向患侧辅助翻身

② 向患侧独立翻身:仰卧位双手交叉握住,由健侧上肢带动患侧上肢伸直,健侧下肢屈曲(图5-31);用健侧上肢将患侧上肢置于外展位,以防翻身后受压;健侧足蹬床使身体向患侧旋转,健侧上肢向患侧前伸,带动肩部旋转,使身体呈侧卧位(图5-32)。

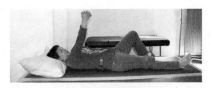

图 5-31　向患侧独立翻身 1

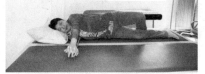

图 5-32　向患侧独立翻身 2

③ 向健侧辅助翻身：患者双手交叉握住,辅助者屈曲患者下肢,双手放于患者臀部和足部,辅助向健侧翻身,摆放好肢体(图 5-33)。

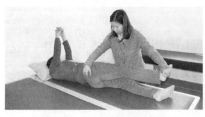

图 5-33　向健侧辅助翻身

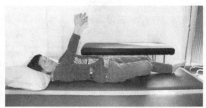

图 5-34　向健侧独立翻身 1

④ 向健侧独立翻身：患者仰卧位,健腿插入患腿下方,双手叉握,向上伸展上肢(图5-34),左右摆动,加大幅度(图 5-35),摆至健侧时顺势翻向健侧,同时用健腿带动患腿翻身(图 5-36)。

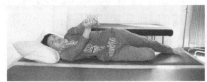

图 5-35　向健侧独立翻身 2

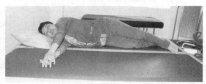

图 5-36　向健侧独立翻身 3

⑤ 被动翻身：多指从仰卧位翻至侧卧位。先将患者左(右)侧上肢外展至 90°,右侧上肢放于腹部(图 5-37),下肢交叉(图 5-38)。辅助者立于右,一只手放在患者肩部,另一只手从其右大腿下穿过,搭在另一腿上(图 5-39),双臂同时用力,将患者右侧身体抬起,翻至侧卧位(图 5-40)。

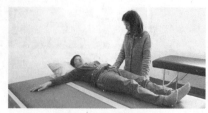

图 5-37　被动翻身 1

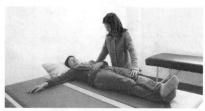

图 5-38　被动翻身 2

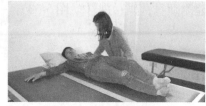

图 5-39　被动翻身 3

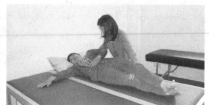

图 5-40　被动翻身 4

3．上下肢主动运动

到了 2 期，患者肢体出现痉挛，肌张力有所增加。治疗期间，应让患者尽量学会自我控制痉挛的方法，患者可经常进行自我训练，这样做对以后的康复会起到积极的效果。

（1）Bobath 握手：也就是双手掌心相对，十指交叉（患手的拇指必须位于上方）握手（图 5-41）。在此基础上，嘱患者用健侧上肢带动患侧上肢上举至头顶，使肩关节充分前伸，同时患侧的肘关节要保持伸直状，然后将双侧上肢放置腹部，如此反复进行（图 5-42）。

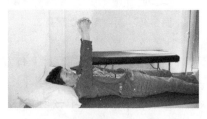

图 5-41　双手掌心相对，十指交叉，
　　　　　上肢上举至头顶

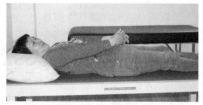

图 5-42　将双侧上肢放置在腹部

（2）桥式运动：为了提高骨盆对下肢的控制能力，早期可给患者进行双腿的搭桥训练。让患者仰卧位，头与躯干保持一致，双下肢屈髋、屈膝，双足全脚掌支撑于床面，治疗师一手在其患侧膝部稍施加向下压力，另一手托起其臀部，从而帮助患者完成桥式运动（图5-43）。嘱患者在完成此运动时，要尽量保

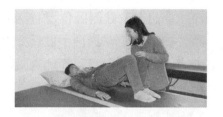

图5-43 桥式运动

持膝关节充分伸展，膝关节屈曲，踝关节背屈，这样可有效控制下肢的伸肌痉挛。同时嘱患者尽量放松，动作要缓慢。逐渐增加训练难度和强度。

 问题7：到了 Brunnstrom 3～4 期的患者有哪些特点？可以进行哪些康复运动？

到了 Brunnstrom 3～4 期，患者已明显地表现出上肢屈肌的共同运动和下肢伸肌的共同运动，并可初步做到某些关节的独立运动。此时的康复目的是破坏像共同运动那样的全身性运动模式，尽可能使关节能够随意地独立运动，提高各关节的协调性。

1. 抑制肌紧张的训练

（1）降低躯干肌紧张、抑制痉挛的训练

① 治疗时将患者的双下肢屈曲，治疗师的双手固定患者的膝关节，先让患者头肩向左，下肢与髋向右进行反方向的运动；再让患者头肩向右，下肢与髋向左进行反方向的运动（图5-44、图5-45）。

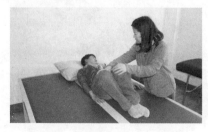

图5-44 头肩向左，下肢与髋向右运动

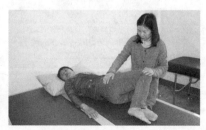

图5-45 头肩向右，下肢与髋向左运动

② 患者取健侧卧位,治疗师一手置于患者患侧肩部,另一手置于患侧髋关节处,两手做反方向运动,停留片刻再做相反方向运动(图5-46、图5-47),如此重复数次。

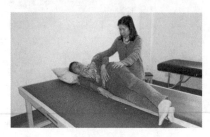

图5-46　一手置于患者患侧肩部,
另一手置于患侧髋关节处,
肩往后、髋往前

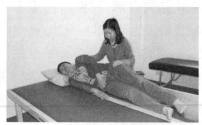

图5-47　一手置于患者患侧肩部,
另一手置于患侧髋关节处,
肩往前、髋往后

2. 抑制上肢屈肌、下肢伸肌痉挛的训练

(1)患者仰卧位,双侧髋、膝关节屈曲,双手抱膝。治疗师可给予辅助,同时将患者身体向左右方向轻轻摇动(图5-48)。

(2)治疗师一手握住患者前臂,另一手握患者上臂,缓慢轻柔地将患者的肘拉直,使其患侧上肢肘关节处于伸展状态。然后,再一手控制患者上肢,使其肩关节外展外旋、腕背屈、手指伸展,持续数秒;一手轻拍患者上臂伸肌或快擦上臂背侧,刺激其伸肘(图5-49)。

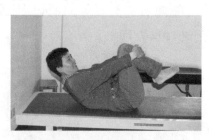

图5-48　患者双侧髋、膝关节
屈曲,双手抱膝

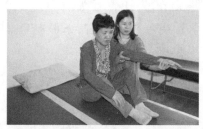

图5-49　治疗师一手握住患者前臂,另一
手握上臂,缓慢轻柔地将患者的肘拉直

（3）手指与腕关节痉挛的抑制：治疗师一手握住患手四指，另一手控制患手拇指，并将其五指及腕关节均置于伸展位（图5-50）。

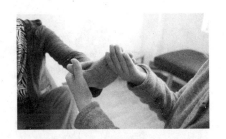

图5-50　治疗师一手握住患手四指，另一手控制患手拇指

3. 促进上肢随意运动及分离运动的训练

（1）患者取仰卧位、肘伸展位，治疗师辅助患者上举（图5-51）、外展（图5-52）、内收（图5-53）或旋转其上肢。范围由小到大，并随着患者主动性的增加逐渐减少辅助量。

（2）令患者取仰卧位，肩屈曲，令其够向前方的治疗师，再回够自己的对侧肩（图5-54）。

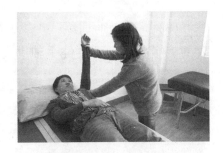

图5-51　辅助患者上举上肢

当患者的肘屈伸能力提高后，令其将手肘在任意角度停住并保持数秒（图5-55），以训练上肢的空间控制能力。可轻扣肘伸肌促进其功能恢复。

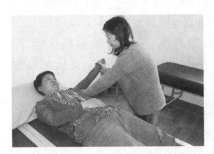

图5-52　辅助患者外展上肢

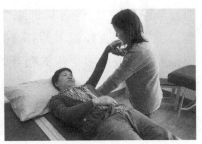

图5-53　辅助患者内收上肢

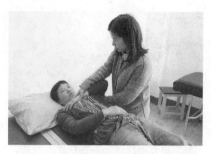

图 5-54　令患者回够自己的对侧肩

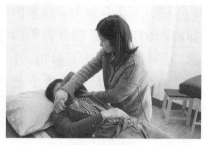

图 5-55　令患者将手肘在任意角度
停住并保持数秒

（3）前臂运动训练：患者在对前臂进行被动活动后，训练前臂的旋前、旋后，可由健手辅助完成，如翻转扑克牌等（图 5-56、图 5-57）。

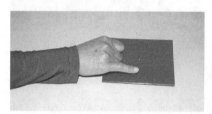

图 5-56　前臂旋前训练

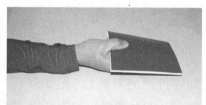

图 5-57　前臂旋后训练

（4）手的抓握与松开：在手指出现分离运动后，可练习手的抓握与控制能力，但过早训练会加重手指的屈肌集团，应特别注意。可从抓握直径较大的杯、球开始训练，逐渐过渡到抓握铅笔、火柴等。也要练习手指的松开能力，如将握在手里的木钉等物丢掉等。

（5）滚筒训练：患者双手叉握，双上肢置于滚筒上，注意：应用肩部充分前伸的运动而非依靠躯干的前后运动来滚动滚筒。另外，要确保患侧上肢的外旋位及前臂的中立位。

（6）木钉盘训练：患者坐位，双手交叉，由健手协助患手抓起木钉移至另一处放下，或将木钉翻转插至另一木钉盘上。如此反复练习，直至患手可独立完成。

4. 提高下肢自主运动的训练

（1）诱发髋关节内收：在患者双髋、膝关节于屈曲位时增加健侧内收运动的阻力，诱发髋关节内收（图5-58）。

（2）髋关节内收、外展的控制训练：患者取仰卧位，双膝屈曲，健侧下肢保持中立，患腿位于不同的角度，进行髋关节内收、外展的控制训练（图5-59）。

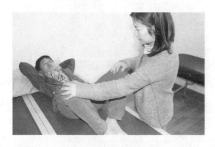
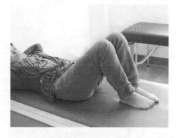

图5-58　增加健侧内收运动的阻力　　图5-59　健侧下肢保持中立位于不同的角度，进行髋关节内收、外展的控制训练

（3）髋关节伸展的控制训练：即搭桥运动，可训练髋关节的控制能力。当患者能独立完成后，可将健侧下肢重量加在患肢上，由患侧下肢独立支撑，同时伸展髋关节（图5-60）。此项训练可有效促进髋关节的伸展，对下部躯干及骨盆的控制也有好处。

（4）下肢屈曲、伸展的控制训练：治疗师用一手控制住患足，保持足背屈、外翻，另一手控制其膝部，辅助患者屈曲、伸展，逐渐加大运动范围，最后达到可在不同角度停留，这样可训练下肢的控制能力（图5-61）。

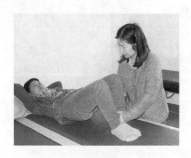
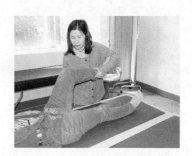

图5-60　搭桥运动　　　　图5-61　训练下肢的控制能力

（5）膝屈曲训练：患者取俯卧位，治疗师一手握住患者踝部辅助其屈膝，另一手压住其臀部防止代偿，做屈膝练习（图5-62）。

（6）踝背屈训练：患者取仰卧位，患脚支撑在床上，治疗师用一手固定患者踝关节，另一手协助患者踝关节做背屈、外翻（图5-63）。

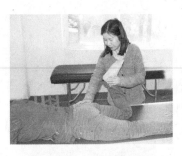 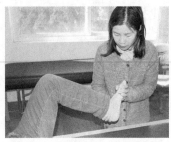

图5-62　握住患者踝部　　　　图5-63　协助患者踝关节
　　　辅助其屈膝　　　　　　　　　　做背屈、外翻

（7）屈髋、屈膝训练：患者仰卧位，治疗师一手托住患足，患者屈膝并将患肢放到床下，在髋伸展状态下，由治疗师协助患者将患肢抬至床面，如此反复练习（图5-64）。

（8）伸髋、屈膝、背屈训练：患者取仰卧位，屈膝垂于床边，伸髋，治疗师托住患足使其处于背屈位，并向头侧运动（即屈膝），协助患者在伸髋状态下继续屈膝和背屈踝（图5-65）。

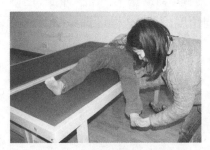 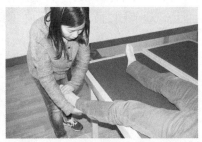

图5-64　托住患足，协助患者屈膝　　图5-65　托住患足使其处于背屈位，
　　　并将患肢放到床下　　　　　　　　　　并向头侧运动

（9）下肢负重的准备训练：仰卧位，患者下肢伸展，踝关节背屈、外翻，支托于治疗师大腿前部，治疗师沿患肢纵轴方向对患足施加压力，同时指示患者做小范围的膝屈曲、伸展运动（图5-66）。

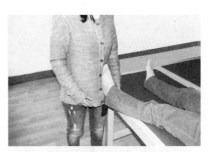

图5-66　治疗师沿患肢纵轴方向对患足施加压力

5. 提高肢体自主运动的训练

到 Brunnstrom 4 期时，应侧重上肢肩关节支持性和肘及手部伸触距离的训练。只有确定了肩、肘关节的活动性、准确性和稳定性，才能更好地使用上肢，充分发挥上肢的机能。

（1）负重训练：治疗师与患者并排坐在床边，使患者的患侧上肢保持外展、外旋位，肘关节伸展，腕关节背伸，手指伸展，治疗师一手放在患侧的腋下支撑其肩胛带，另一手保护其肘关节，嘱患者将重心逐渐移向患侧，使患侧上

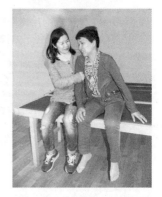

图5-67　治疗师一手放在患侧的腋下支撑其肩胛带，另一手保护其肘关节

肢负重，然后再缓慢地恢复至原位（图5-67）。

（2）促进肩关节自主运动的训练：近心关节较远心关节恢复快，故可选择需须手的抓握及支撑上肢的活动来训练肩关节，如模拟保龄球训练。将木棒放在患者前方1~2米处，指导患者利用肩部运动，通过手背触动小球向各个方向滚动碰倒木棒（图5-68）。

（3）肘关节自主运动的训练：患者面对墙壁，双手掌心抵于墙面，重心前移，做肘关节的屈曲、伸展运动。也可由患侧独立支撑，肩外展、外旋，腕背屈，肘关节做屈曲、伸展训练（图5-69）。

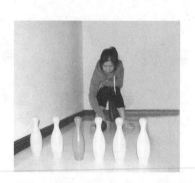 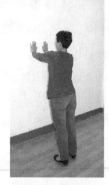

图 5-68　指导患者利用肩部运动,通过　　图 5-69　患者双手掌心抵于墙面,
　　手背触动小球向各个方向滚动　　　　重心前移,做肘关节的屈曲、伸展运动

6. 起立动作的训练

（1）协助患者站起：患者取坐位,治疗师的双膝抵住患者的膝部加以保护,一手托住患者患手的肘部,另一手扶住患者的腰部,让患者的健手搭在自己的肩上扶持患者站起(图 5-70)。

（2）训练患者独立站起,为以后的站立行走打基础：首先让患者做好起立前准备：让患者的臀部移向凳子的前部,髋关节屈曲,膝关节屈曲 90°,双膝并拢,双足跟着地；嘱患者双手呈 Bobath 握手,双上肢上举至肩关节屈曲 90°；起立时,嘱患者躯干前屈,重心前移,髋关节和膝关节进一步前屈,使双足负重,然后将髋关节上提,伸展下肢和躯干缓慢站起(图 5-71、图 5-72、图 5-73)。

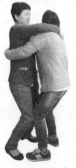 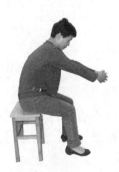

图 5-70　治疗师协助患者站起　　　　图 5-71　患者臀部移向凳子的前部,髋
　　　　　　　　　　　　　　　　　关节屈曲,膝关节屈曲 90°,双膝并拢

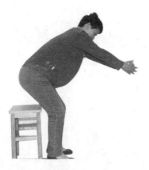

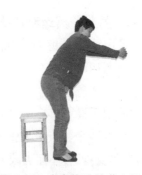

图 5-72　患者双手呈 Bobath 握手，　　图 5-73　患者将髋关节上提，
双上肢上举至肩关节屈曲 90°　　　伸展下肢和躯干缓慢站起

 问题 8：到 Brunnstrom 4～5 期的患者可以进行哪些康复训练？

1. 平衡、提高立位稳定性的训练

在练习立位初期，先进行静态下的站立。指示患者注意双足平行，双下肢必须均等负重，不加入躯干及上肢的任何运动，治疗师立于患侧加以保护。进一步，治疗师一手把握住患侧手部，另一手伸向对侧躯干加以保护，同时诱导患者将重心向前、后、左、右方向移动，并要求患者尽可能保持平衡（图 5-74）。站立稳定后，可以增加一些躯干和上肢的运动，如：让患者双手 Bobath 握拳，上肢上举至肩关节 90°屈曲位，然后向左或向右旋转躯干，同时保持平衡（图 5-75）。

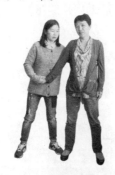

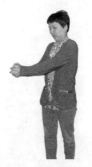

图 5-74　患者将重心向前、　　图 5-75　患者双手 Bobath 握拳，上肢上举至肩
后、左、右方向移动　　　　关节 90°屈曲位，向左或向右旋转，同时保持平衡

2. 关节分离运动训练

采用跪位训练可以破坏下肢伸肌的共同运动模式,达到训练下肢分离运动的目的。

(1) 手膝位

采用手膝位时,必须注意患侧要同时负重,指导患者向前、后、左、右各个方向移动重心后再恢复至原位,同时保持平衡(图 5-76)。在支撑能力有所改善后,可逐渐增加活动难度,比如要求患者抬起健侧上肢甚至健侧上下肢,由健侧下肢及患侧上下肢或者仅由患侧上下肢支撑负重并保持平衡(图 5-77)。

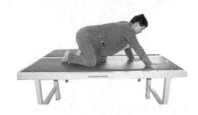 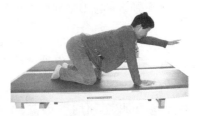

图 5-76　指导患者手膝位,向前、后、左、右各个方向移动重心后再恢复至原位

图 5-77　患者抬起健侧上肢甚至健侧上下肢

(2) 双膝立位

从手膝位向双膝立位过渡时,要让患者掌握如下要领:尽量伸展头颈部、伸直躯干,并由患侧充分负重。训练时治疗师立于患侧,通过对患侧上肢的支持,诱导患者向两侧转移重心并尽可能让患侧在负重的同时保持平衡,还可以指导患者做躯干的旋转运动(图 5-78)。

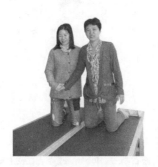 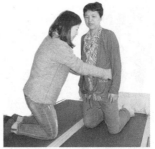

图 5-78　指导患者由手膝位向双膝立位过渡

（3）单膝立位

从双膝立位过渡到单膝立位的过程通常是：在患者可以独立充分地伸展髋关节以后，治疗师指导患者将重心移至患侧下肢，完全由患侧负重，向前迈出健侧下肢（图5-79）。

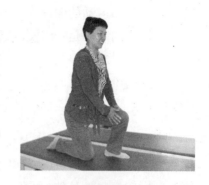

图 5-79　指导患者由双膝立位过渡到单膝立位

3．步行训练

（1）双杠内的步行训练

双杠的高度可以根据患者身高进行调节，应与股骨大转子同高。双杠内的步行训练一般采用三动作步行：

① 向前伸出健侧上肢，用健手握住木杠并将部分重心移向前方。

② 向前迈出患侧下肢，这个过程由健侧上下肢负重。

③ 健侧下肢跟上，这个过程由健侧上肢和患侧下肢负重。

（2）挂拐步行训练

拐杖的高度也是以患者股骨大转子的高度为宜。具体的测量方法为：将拐杖立于距足尖15cm的前、外方，将肘关节屈曲30°时手握住拐杖手柄的位置即为最佳高度。

一般情况下，在双杠内步行比较稳定之后可以考虑练习利用拐杖辅助的步行训练。拐杖步行通常采用三动作步行和两动作步行，三动作步行的运动顺序是：健手持拐杖向前伸出，与健侧下肢共同负重；患侧下肢向前迈出，由患侧下肢和拐杖共同负重；健足跟上。三动作步行比较平稳之后，可将前两个步骤合而为一，简化为两动作步行。即持拐的上肢与患侧下肢同时向前移动，前移的幅度要相同，充分负重后，健侧下肢跟上。

（3）上下楼梯的训练

与双杠内的步行和拐杖步行不同，在指导患者上下楼梯时有特殊的要求和运动的顺序。

上楼梯的顺序是：拐杖（或健手）→健侧下肢→患侧下肢。

下楼梯时的顺序是：拐杖→患侧下肢→健侧下肢。

 问题9：到 Brunnstrom 5～6 期的患者可以进行哪些康复运动？

恢复到这个阶段，患者各关节的分离运动已非常充分，而康复训练的主要目标在于使患者更加自如地使用患侧，在日常生活中更好地应用习得的技能，提高各种运动的熟练程度和灵巧性，在保证运动质量的基础上提高速度，最大限度地发挥自己的能力以在社会中生活。

一些患者虽然可以独立站立，但由于稳定性差，站立时全身紧张、处于僵直状态，躯干及上肢几乎完全不能活动，这样的站立是没有实用性的，必须进一步改善和提高立位的平衡能力，做到在站立的同时可以做其他活动，如使用上肢。针对这一问题的训练方法有：治疗师辅助患者取立位，指导患者上肢做 Bobath 握拳，取一个气球让患者用双手击球并随着气球的弹跳方向转移重心，患者将球击得越高，用于转移重心的时间就越长。另外，也可以让患者在立位下单独用患手拍球，并随着球的跳动转移身体重心或者移动脚步。注意：应选择较轻、弹性较好的球，避免患者过度用力和引起肌肉痉挛。

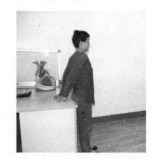

在做上述一系列活动的过程中，患者难免会发生肌肉痉挛。此时，可采取下列措施缓解痉挛：让患者立位，双上肢伸展并后伸，支撑于后面的治疗台上，躯干和髋关节均保持伸展状态，持续数秒并反复数次，直至痉挛缓解（图5-80）。

图5-80　双上肢伸展并后伸，支撑于后面的治疗台上

第三章　腰椎间盘突出症运动操

 问题1：什么是腰椎间盘突出症运动操？

腰椎间盘突出症运动操是专为腰椎间盘突出症或腰椎退行性病变者编制的运动项目，其适应证包括腰椎间盘退变、腰椎退行性变或腰肌劳损。但重度腰椎间盘突出伴有马尾症状、腰椎肿瘤、腰椎结核及重度腰椎椎体骨质疏松者忌用。

做腰椎间盘突出症运动操时需要使用的器械及用具有沙袋、牵伸弹力带、训练床垫等。

 问题2：腰椎间盘突出症运动操的注意事项有哪些？

（1）每天锻炼次数根据个人情况而不同，一般情况下为每节8～10次，每天3次，以锻炼后不引起疼痛和原有疼痛不加重为宜。

（2）腰椎向前滑脱和腰椎管狭窄症患者，避免做腰椎过度后伸练习。

（3）有腰椎陈旧性压缩性骨折尤其伴有骨质疏松症的患者，不宜做向前弯腰动作。

（4）因外伤而引起的腰椎不稳患者，做操时髋关节屈曲不宜超过90°。

 问题3：如何增强腰椎周围肌群的肌力？

以下动作练习有助于增强腰椎周围肌群的肌力：

1. 仰卧位挺胸

（1）仰卧于床上（图5-81）。

（2）抬起胸部和肩部（图5-82）。

（3）吸气，放下，呼气。

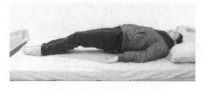

图 5-81　仰卧于床上

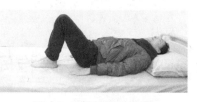

图 5-82　指胸部及肩部

2．半桥式运动

（1）仰卧于床上（图 5-83）。

（2）双腿伸直并拢抬起臀部。

（3）挺腰（图 5-84）。

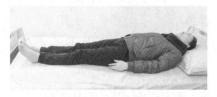

图 5-83　仰卧于床上

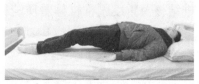

图 5-84　挺腰

（4）吸气、放下。

（5）呼气。

3．桥式运动

（1）仰卧于床上，两腿屈曲（图 5-85）。

（2）抬起臀部，同时挺胸挺腰（图 5-86）。

（3）吸气，放下，呼气。

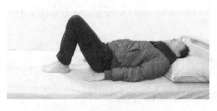

图 5-85　双腿屈曲于床上

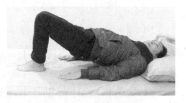

图 5-86　抬臂挺胸挺腰

4．抬头挺胸

（1）俯卧下用双臂撑起上身（图 5-87）。

（2）抬头（图 5-88）。

（3）臀部不离床面。

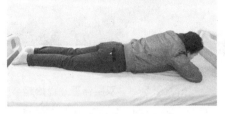

图 5-87　双臂撑上身俯卧

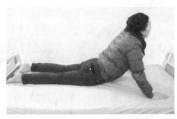

图 5-88　抬头

5. 挺身运动

（1）俯卧（图 5-89）。

（2）抬起上身（图 5-90）。

（3）两臂及两腿伸直。

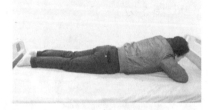

图 5-89　俯卧

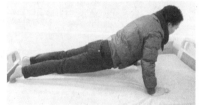

图 5-90　抬起上身

　问题 4：如何增强腹肌的肌力？

以下动作练习有助于增强腹肌的肌力：

1. 抬单腿

（1）膝部伸直（图 5-91）。

（2）轮流抬起一腿和放下（图 5-92、图 5-93）。

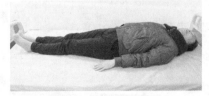

图 5-91　膝部伸直

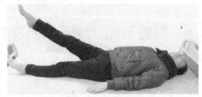

图 5-92　抬腿

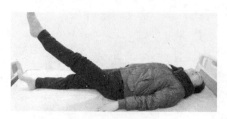

图 5-93　轮沿抬腿

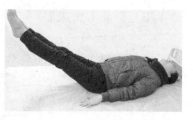

图 5-94　双腿伸直并拢抬起

2. 抬双腿

（1）两腿伸直并拢抬起（图 5-94）。

（2）呼气。

（3）放下时吸气。

3. 仰卧起坐

（1）仰卧位（图 5-95）。

（2）抬头或坐起手触足尖（图 5-96、图 5-97）。

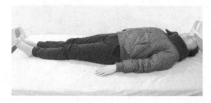

图 5-95　仰卧位

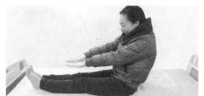

图 5-96　坐起

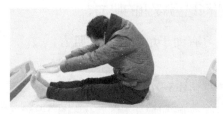

图 5-97　手触足尖

问题 5：如何增强臀肌及下肢肌群肌力？

以下动作练习有助于增强臀肌及下肢肌群肌力：

1. 俯卧抬腿

（1）俯卧（图 5-98）。

（2）两腿伸直（图5-98）。

（3）两腿轮流抬高（图5-99、图5-100）。

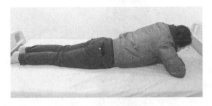

图5-98　俯卧

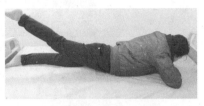

图5-99　轮流抬高双腿1

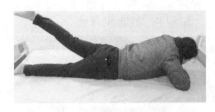

图5-100　轮流抬高双腿2

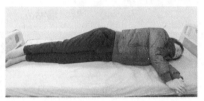

图5-101　侧卧

2．侧卧抬腿

（1）侧卧（图5-101）。

（2）一腿伸直尽量抬高（图5-102）。

（3）先自左侧卧（图5-103）。

（4）再向右侧卧（图5-103）。

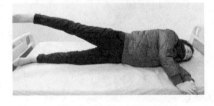

图5-102　腿伸直抬高

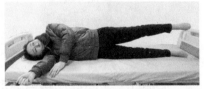

图5-103　侧卧

3．靠墙下蹲

（1）背靠墙站立（图5-104）。

（2）向前走30厘米（图5-105）。

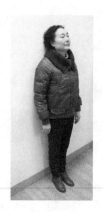
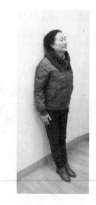

图 5-104　背靠墙站立　　　　图 5-105　前进 30 厘米

（3）在收紧腹肌的同时缓慢屈膝 45°（图 5-106）。

（4）保持 5 秒。

（5）缓慢回到站立姿势（图 5-107）。

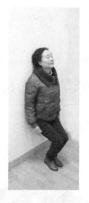
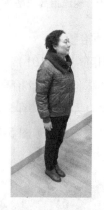

图 5-106　屈膝 45°　　　　　图 5-107　站立

 问题 6：如何增加腰背活动度？

以下动作练习有助于增加腰背活动度：

1．上肢平举

（1）站立位（图 5-108）。

（2）双手前平举（图 5-109）。

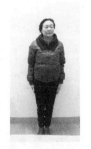

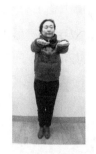

图 5-108　站立　　　　图 5-109　双手前平举

（3）双手侧平举，放下（图 5-110、图 5-111）。

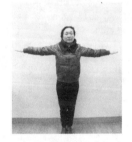
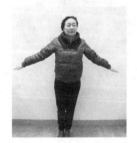

图 5-110　双手侧平举　　　　图 5-111　慢慢放下

2. 屈伸运动

（1）双手叉腰（图 5-112）。

（2）先弓背后挺胸（图 5-113）。

（3）弓背时两肘向前（图 5-114）。

（4）挺胸时肘向后。

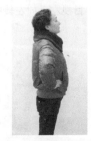
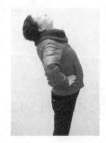
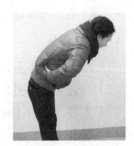

图 5-112　双手叉腰　　图 5-113　弓背后挺胸　　图 5-114　弓背肘向前

3．叉腰转体

（1）站立位，双手叉腰（图5-115）。

（2）左手经前方，侧方向后斜上举（图5-116、图5-117）。

（3）目视左手向左转腰（图5-118）。

（4）还原。

（5）两侧轮流。

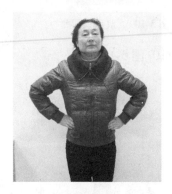

图5-115

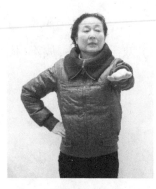

图5-116

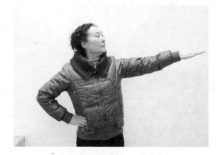

图5-117　左手斜上举

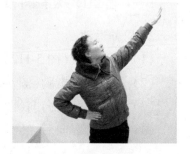

图5-118　目视左手向左转腰

4．侧弯运动

（1）双手叉腰（图5-119）。

（2）向左弯腰（图5-120）。

（3）左手垂直下伸（图5-121、图5-122）。

（4）还原。

（5）两侧交替。

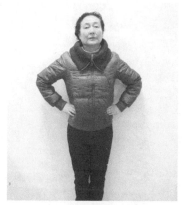

图 5-119　双手叉腰

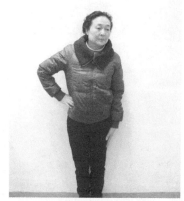

图 5-120　向左弯腰

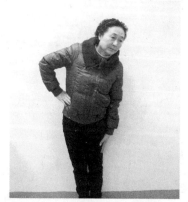

图 5-121　左手垂直下伸 1

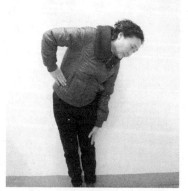

图 5-122　左手垂直下伸 2

5. 抱膝弯腰

（1）站立位（图 5-123）。

（2）弯腰抱住左膝（图 5-124）。

（3）左小腿拉向胸部（图 5-125、图 5-126）。

（4）还原。

（5）两侧交替。

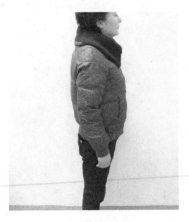

图 5-123　站立位

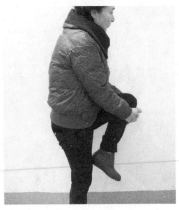

图 5-124　弯腰抱左膝

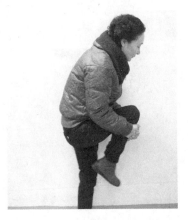

图 5-125　左小腿拉向胸部

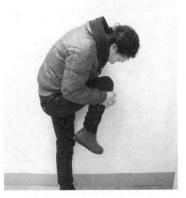

图 5-126　右小腿拉向胸部

6．弯腰转体

（1）站立位，两腿伸直分开（图 5-127）。

（2）两手侧平举（图 5-128）。

（3）弯腰以右手触左足，左手上举（图 5-129）。

（4）还原。

（5）两侧交替（图 5-130）。

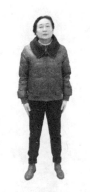
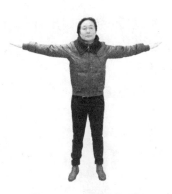

图 5-127　两腿分开站立　　　图 5-128　双手侧平举

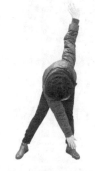
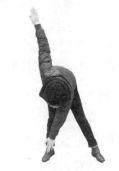

图 5-129　弯腰右手触左足　　　图 5-130　弯腰左手触右足

8. 前抬腿

（1）站立位，双足分开，与肩同宽（图 5-131）。

（2）双手叉腰，拇指在前（图 5-132）。

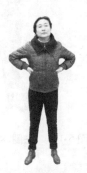
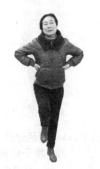

图 5-131　双手叉腰、双足分开，站立位　　　图 5-132　左腿抬起

（3）左腿抬起向前踢出（图5-133）。

（4）尽量抬高伸直。

（5）还原。

（6）两侧交替（图5-134）。

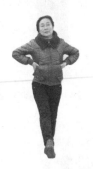 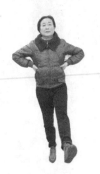

图5-133　左腿向前踢　　　　图5-134　两侧交替

9. 后伸腿

（1）站立位，双足分开，与肩同宽，两手垂于体侧（图5-135）。

（2）左腿尽量直腿后伸（图5-136）。

（3）同时双臂上扬（图5-137）。

（4）头尽量后仰（图5-138）。

（5）还原。

（6）两侧交替。

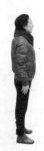 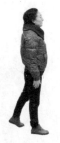

图5-135　两足分开站立位，　　图5-136　左腿尽量直腿后伸
　　　　　两手垂于体侧

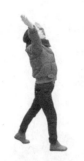 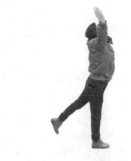

图 5-137　双臂上扬　　　图 5-138　头尽量后仰

10．弓步运动

（1）直立,左腿前迈一步成弓步(图 5-139)。

（2）双手扶在左膝上。

（3）双臂伸直。

（4）两肘弯曲。

（5）上身随之向下摆动(图 5-140)。

（6）贴近左膝。

（7）还原(图 5-141)。

（8）两侧交替。

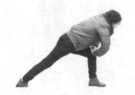 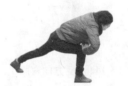

图 5-139　左腿前迈成弓步　图 5-140　上身向下摆动

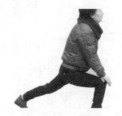

图 5-141　还原

11. 磨腰

（1）双手叉腰（图 5-142）。

（2）1、2、3、4 依次向左、右、右前方弯腰（图 5-143）。

（3）5、6、7、8 方向相反（图 5-144、图 5-145）。

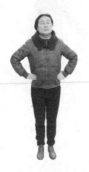

图 5-142　双手叉腰

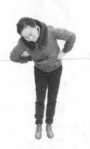

图 5-143　依次向左、右、右前方弯腰

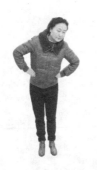

图 5-144　反方向弯腰 1

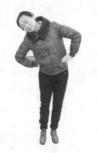

图 5-145　反方向弯腰 2

12. 放松

（1）腰微屈。

（2）两手在身前交叉。

（3）两手上举过头。

（4）同时抬头吸气。

（5）两手分开。

（6）放下的同时弯腰呼气。

第四章　肩周炎运动操

 问题1：什么是肩周炎运动操？

　　肩周炎运动操是专为肩周炎、冈上肌炎、肱二头长头肌腱炎及肩部肌肉疼痛患者编排的运动项目。它的适应证包括肩周炎、冈上肌炎、肱二头长肌腱炎及肩部肌肉疼痛，特别是疼痛和关节内粘连。但肩关节周围骨折未愈合及颈椎肿瘤患者忌做肩周炎运动操。

　　一般做肩周炎运动操时需要使用的设备及用具有体操棒、沙袋、肩梯、牵伸弹力带等。

问题2：肩周炎运动操的注意事项有哪些？

　　（1）每天的锻炼次数根据个人情况而不同。

　　（2）一般情况下为每节重复8～10次，每天3次。

　　（3）以锻炼后不引起明显疼痛或原有症状不加重为宜。

问题3：肩周炎运动操的训练方法有哪些？

1．上肢下垂摆动

　　（1）立位，身体稍向前倾，患肩自然下垂（图5-146）。（2）做向前、向后摆臂练习，内外环绕摆臂练习（图5-147）。（3）增大肩关节运动范围（图5-148）。（4）摆动幅度可逐渐加大。

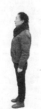 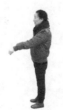 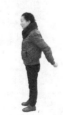

图5-146　立位稍前倾　　　图5-147　做摆臂练习　　　图5-148　增大肩
　　　　　　　　　　　　　　　　　　　　　　　　　　　　　关节运动范围

2．手持体操棒上举

（1）立位，两手持体操棒（图5-149）。

（2）做两直臂同时上举练习（图5-150）。

（3）以健肢带动患肢。

（4）到感觉疼痛时停止。

（5）坚持5秒，放下。

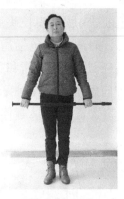
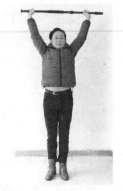

图5-149　立位　　　　　　图5-150　两直臂同时上举

3．手持体操棒摆动

（1）立位，两手持体操棒（图5-151）。

（2）做两前臂左右摆动练习（图5-152）。

（3）以健肢带动患肢。

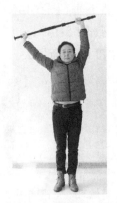
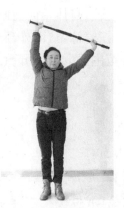

图5-151　双手持体操棒　　　图5-152　双臂左右摆动

（4）到感觉疼痛时停止。

（5）坚持 5 秒,放下。

4．手持体操棒后伸

（1）立位,两手在身后持体操棒(图 5-153)。

（2）做两直臂后伸动作(图 5-154)。

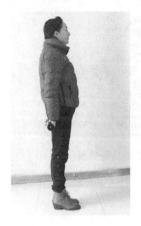
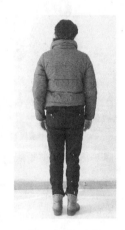

图 5-153　立位　　　　图 5-154　两直臂后伸　　　　图 5-155　立位

5．双手摸背

（1）立位(图 5-155),手臂后伸内旋(图 5-156)。

（2）用患手背贴后背,从腰骶部逐渐向上(可用健手帮助)(图 5-157)。

（3）到感觉疼痛时停止。

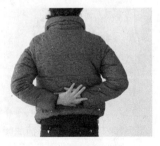
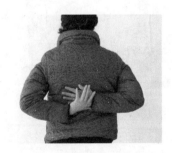

图 5-156　手臂后伸内旋　　　　图 5-157　患手贴后背向上

（4）坚持 5 秒，放下。

6．两臂开合

（1）立位，两臂在胸前交叉，手摸对侧肩关节（图 5-158）。

（2）然后两臂张开伸直（图 5-159）。

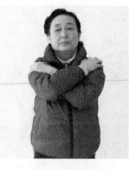
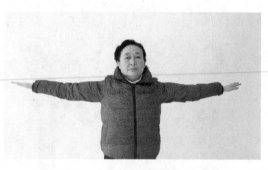

图 5-158　双臂胸前交叉　　　　图 5-159　双臂张开伸直

（3）到感觉疼痛时停止。

（4）坚持 5 秒，放下。

7．肩梯练习

（1）立位。

（2）以患手做爬梯动作，逐级爬上（图 5-160）。

（3）增大肩关节前屈幅度（图 5-161）。

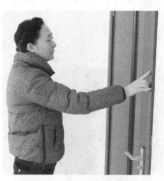
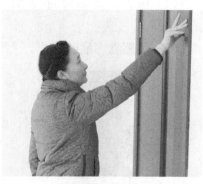

图 5-160　患手做爬梯动作　　　　图 5-161　增大肩关节前屈幅度

（4）到感觉疼痛时停止。

（5）坚持 5 秒,放下。

8. 肩轮练习

（1）立位,面对肩轮。

（2）患手握住肩轮上扶手(图 5-162)。

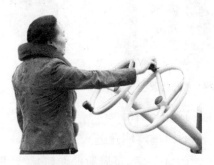

图 5-162　患手握住肩轮上扶手

（3）手用力左右转运肩轮(图 5-163)。

（4）到感觉疼痛时停止。

（5）坚持 5 秒,放下。

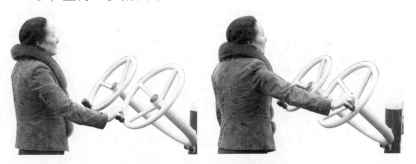

图 5-163　手用力左右转运肩轮

9. 肋木练习

（1）立位,两手扶肋木(图 5-164)。

（2）蹲坐(图 5-165)。

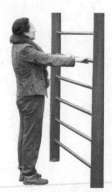

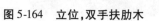

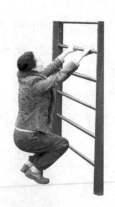

图5-164　立位,双手扶肋木　　　　图5-165　蹲坐

（3）牵伸肩关节（图5-165）。

（4）活动范围不超过疼痛角度。

（周菊　胡银冰　周金懿　纪传云）

中医护理技术篇

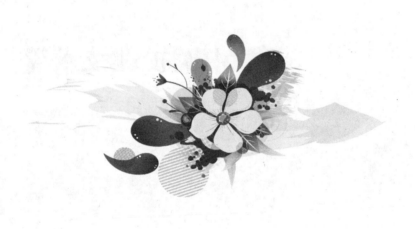

第一章　穴位按摩

 问题1：什么是穴位按摩？

　　穴位按摩法又称推拿法，是在中医基本理论指导下运用手法作用于人体穴位的一种护理方法；是通过局部刺激、疏通经络、滑利关节、强筋壮体、散寒止痛、健脾和胃、消积导滞来调动机体抗病能力，从而达到防病治病、保健强身目的的一种技术操作。

　　注意：各种出血性疾病、皮肤破损及瘢痕等部位禁止按摩。

 问题2：穴位按摩的常用手法有哪些？

　　（1）按法：用拇指的指腹、单掌或双手掌按压体表（图6-1、6-2和6-3），停留一定时间，直至有得气感。该手法常与揉法组合使用，适用于全身各部穴位。

　　注意：用力要由轻渐重，不可用暴力猛然按压。

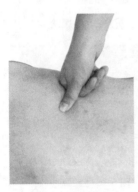 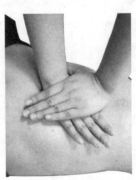 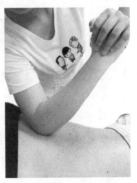

图6-1　指按法　　　　　图6-2　掌按法　　　　　图6-3　肘按法

　　（2）揉法：用掌根、大鱼际或手指指腹在体表做环形运动，以带动皮下组织回旋运动的一种手法（图6-4、6-5、6-6、6-7和6-8）。用手指揉即称指揉法，适用于面积较小的部位。用手掌或掌根揉称掌揉法,适用于面积较大的部位,如肩背、腰部。手法频率:120~160 次/分。

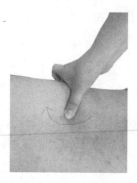
图6-4　拇指揉法

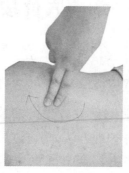
图6-5　二指揉法

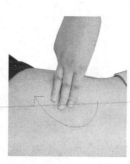
图6-6　三指揉法

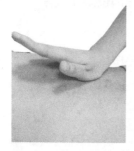
图6-7　鱼际揉法

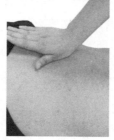
图6-8　掌根揉法

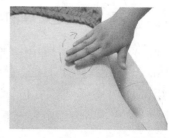
图6-9　指摩法

（3）摩法:用掌面或指腹附着于一定部位或穴位,以腕关节连同前臂做节律性的环旋运动(图6-9和6-10)。手法频率:120 次/分。此法刺激轻柔,具有理气和中、消食导滞、调节肠胃功能的作用。常用于胸腹、胁肋部。

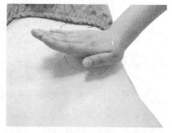
图6-10　掌摩法

（4）抹法:用单手或双手拇指指腹紧贴皮肤,做上下、左右往返移动。用力要轻而不浮。此法具有开窍醒神、舒经活络的作用,适用于头面及颈项部(图6-11)。

（5）拿法：捏而提之谓之拿。拿法即拇指与食、中两指指尖夹提受术部位的一种按摩手法（图 6-12 和 6-13）。要求由轻而重，缓和而有连贯性。适用于胃肠功能紊乱、腰腿痛、肌肉疲劳。

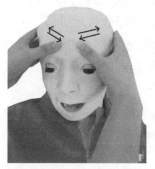

图 6-11　抹法

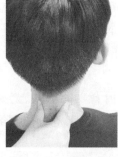

图 6-12　两指拿法

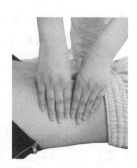

图 6-13　五指拿法

 问题 3：穴位按摩有哪些注意事项？

（1）操作前应修剪指甲，以防损伤患者皮肤。

（2）操作时用力要均匀、柔和、持久，禁用暴力。

第二章　刮痧法

 问题 1：什么是刮痧法？

刮痧法是以中医经络腧穴理论为指导，应用边缘钝滑的器具如牛角刮板、瓷匙等物，蘸取一定的介质（刮痧油或清水），在体表一定部位反复刮动、摩擦，使局部皮下出现红色粟粒状或暗红色出血点等"出痧"变化，从而达到疏通腠理、逐邪外出目的的一种技术操作。

问题2：刮痧的适应证和禁忌证有哪些？

1. 适应证

（1）常用于缓解和解除外感风邪所致的高热头痛、恶心呕吐、腹痛腹泻等症状，如暑痧、痢痧、头疯痧等。可配合拔罐进行。

（2）疼痛性疾病、骨关节退行性疾病，如颈椎病、肩周炎等。

（3）适用于亚健康、慢性疲劳综合征等疾病的防治。

2. 禁忌证

（1）脑血管疾病、肝肾功能不全、全身浮肿者。

（2）凡体表有疖肿、破溃、疮痈、斑疹和不明原因包块处禁止刮痧。

（3）急性扭伤、创伤的疼痛部位或骨折部位禁止刮痧。

（4）接触性皮肤病传染者忌用刮痧。

（5）有出血倾向者，如糖尿病晚期、严重贫血、白血病、再生障碍性贫血和血小板减少患者禁止刮痧。

（6）过度饥饱、过度疲劳、醉酒者不可接受重力和大面积刮痧，以免引起虚脱。

（7）眼睛、口唇、舌体、耳孔、鼻孔、乳头、肚脐等部位禁止刮痧。

（8）精神病患者禁用刮痧法，因为刮痧会刺激其发病。

 问题3：常用的刮痧方法有哪些？

通常主要在背部，有时也可在颈部、胸部、四肢进行刮痧（图6-14）。

刮痧的常用方法是：暴露刮痧部位，施术者用右手持拿刮痧工具，蘸取刮痧油或清水后，在确定的部位轻轻地由上而下或从内向外反复刮动，逐渐加重

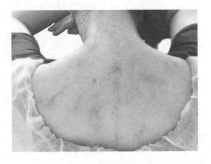

图6-14　刮痧

用力。注意：刮时要沿同一方向，不能来回刮，力量要柔和均匀，应用腕力，一般刮10～20次，以出现紫红色斑点或斑块为度。顺序一般为刮颈项部—脊柱两侧部—胸部及四肢部位。

 问题4：刮痧时有哪些注意事项？

（1）保持空气新鲜，以防因复感风寒而加重病情。

（2）操作中用力要均匀，勿损伤皮肤。

（3）在刮痧过程中要随时观察病情变化，一旦发现异常，应立即停刮，并报告医师，配合处理。

（4）刮痧后嘱患者保持情绪安定，饮食宜清淡，忌食生冷油腻之品。

（5）使用过的刮具应消毒后备用。

第三章　拔罐法

 问题1：什么是拔罐法？

拔罐法是以罐为工具，利用燃烧热力，排出罐内空气形成负压，使罐吸附在皮肤穴位上，造成局部瘀血现象，从而达到温通经络、祛风散寒、消肿止痛、吸毒排脓目的的一种技术操作。

问题2：拔罐的适应证和禁忌证有哪些？

1. 适应证

风寒湿痹而致的腰背酸痛；虚寒性咳喘、胃脘痛、呕吐、腹痛、腹泻、风寒感冒；疮疡及毒蛇咬伤，以排毒祛脓。

2. 禁忌证

（1）高热惊厥、凝血机制障碍者。

（2）皮肤有溃疡、过敏、水肿，大血管处。

问题3：拔罐的方法有哪些？

（1）坐罐法：留罐同时拔数个罐，排罐，留罐10～15分钟。

（2）闪罐法：将罐拔上后立即起下，反复吸拔多次，直至皮肤充血瘀血。多用于局部皮肤麻木、疼痛或功能减退患者。

（3）走罐法：亦称推罐。具体做法是：先在所拔部位的皮肤上涂一层凡士林，待火罐拔上后，一手扶住罐体，向上下或左右需拔部位往返推动，至皮肤红润充血甚或瘀血时将罐起下。此法适宜于面积较大、肌肉丰厚的部位，如脊背、腰臀、大腿等部位的酸痛麻木、风湿痹痛等。

（4）刺血拔罐：先将应拔部位皮肤消毒，用三棱针点刺或皮肤针扣打，然后再行拔罐，留置5～10分钟。多用于治疗丹毒、扭伤、乳痈等。

（5）留针拔罐：即在针刺留针时，将罐拔在以针为中心的部位5～10分钟，待皮肤红润充血或瘀血时将罐起下，再将针起出。此法能起到针、罐配合的作用。

 问题4：拔罐时有哪些注意事项？

（1）拔罐时应采取合理体位，并选择肌肉较厚的部位。骨骼凹凸不平和毛发较多处不宜拔罐。

（2）操作前一定要检查罐口周围是否光滑、有无裂痕。

（3）防止烫伤。拔罐时动作要稳、准、快，起罐时切勿强拉。

（4）使用过的火罐均应消毒后备用。

（5）起罐后，如果局部出现小水疱，可不必处理，让其自行吸收。如水疱较大，可在消毒局部皮肤后用注射器吸出水疱内的液体，覆盖消毒敷料并保持干燥，防止感染。

第四章　艾灸法

 问题1: 什么是艾灸法?

灸,烧灼的意思。艾灸法主要是指用纯净的艾绒(或加入中药)卷成圆柱形的艾卷,点燃后在穴位表面熏烤,借艾火的热力给人体以温热性刺激,通过经络腧穴的作用,达到防治疾病目的的一种方法。

 问题2: 艾灸法的适应证和禁忌证有哪些?

1. 适应证

艾灸法对慢性虚弱性疾病及风寒湿邪为患的病症更为适宜,如腹泻、久痢、呕吐、腹痛、贫血、痹证等。

2. 禁忌证

(1)凡实证、热证、阴虚内热者禁艾灸。

(2)传染病一般不宜用艾灸法。

(3)高热、急性炎症(肠痈、急腹症)、大饥大饱、醉酒、大惊、精神病禁灸。

(4)面部、眼周、心脏、大血管、黏膜等处不宜施灸。

 问题3: 艾灸的方法有哪些?

(1)温和灸:将艾条的一端点燃,在距离腧穴皮肤2~3厘米处进行熏烤,使局部有温热感而无灼痛,一般以每处灸5~10分钟至皮肤红晕为度。此法可以治疗常见虚寒性慢性疾病如胃痛。

(2)雀啄灸:将艾条的一端点燃,与施灸部位不固定距离,如同鸟雀啄食一样,一上一下不停地移动,也可均匀地向左右方向移动或反复旋转。一般灸5分钟左右。多用于治疗常见急性病和晕厥急救。

（3）回旋灸：用点燃的艾条在皮肤上往复盘旋灸。用于面积较大的肢体麻木或皮肤病。

 问题4：艾灸时有哪些注意事项？

（1）在施灸过程中随时询问患者有无灼痛感，注意调整距离，防止烧伤。观察患者病情变化及有无不适。

（2）施灸后局部皮肤出现微红灼热是正常现象。若灸后出现小水疱，可不必处理，待其自行吸收；如果水疱较大，可用无菌注射器抽出疱内液体，覆盖消毒敷料并保持干燥，防止感染。

（3）施灸后局部皮肤应保持清洁干燥，避免搓抓。

（4）艾条灸后应彻底熄灭，以防复燃发生火灾。灸时余灰应用弯盘接取，防止烫伤患者皮肤或烧毁衣物。

（5）施灸的顺序临床上一般是先灸上部、阳部，后灸下部、阴部。

第五章　耳针法（耳穴埋豆）

 问题1：什么是耳针法？

耳针法（耳穴埋豆）是采用针刺或其他物品（如菜籽等）刺激耳廓上的穴位或反应点，通过经络传导达到防治疾病目的的一种操作方法。

 问题2：耳针法的适应证和禁忌证有哪些？

1. 适应证

适用于急慢性疼痛性疾病，急慢性炎症，功能性疾病，变态反应性疾病，精神、神经性疾病，内分泌代谢性疾病以及保健、美容、减肥等病症。

2. 禁忌证

耳廓局部炎症、溃疡者忌用此法。

 问题3：耳穴是怎么分布的？

耳穴在耳廓的分布规律犹如子宫内的胎儿倒置位：

（1）与头面部相应的穴位在耳垂邻近。

（2）与上肢相应的穴位在耳舟。

（3）与躯干和下肢相应的穴位在对耳轮和对耳轮上下脚。

（4）与内脏相应的穴位多集中在耳甲艇和耳甲腔。

（5）消化道对应在耳轮脚周围，呈环形排列。

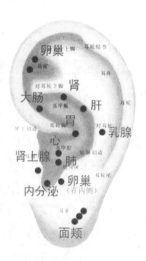

图6-15　耳穴分布图

问题4：施耳针法时有哪些注意事项？

（1）耳廓有炎症、冻伤者禁用。

（2）选穴应准确，动作应轻巧。按压力度应适中，使病人有"得气"的感觉。

（3）撤针（籽）后，若局部有红肿、破损，应及时消毒处理，严防引起软骨膜炎。

第六章　外用药物

　问题1：如何正确涂抹外涂药物？

（1）涂药前须清洁局部皮肤。

（2）涂药次数依病情、药物而定，水剂、酊剂用后须将瓶盖盖紧，防止挥发。

（3）混悬液应摇匀后再涂。

（4）霜剂应用手掌或手指反复擦抹，使之渗入肌肤。

（5）涂药不宜过厚、过多，以防毛孔闭塞。

（6）刺激性较强的药物不可涂于面部。

（7）涂药后观察局部皮肤，如有丘疹、奇痒或局部肿胀等过敏现象，应停止用药，并将药物拭净或清洗掉，遵医嘱内服或外用抗过敏药物。

　问题2：哪些部位可以熏洗？有哪些具体方法？

1. 四肢部位熏洗法

（1）床上铺好橡皮单，将盛有中药液的盆放于橡皮单上。

（2）将患肢架于盆上，用浴巾盖住患肢及盆，使药液蒸汽熏蒸患肢。

（3）待药液不烫时，将患肢浸泡于盆内淋洗。

2. 眼部熏洗法

（1）在盛有药液的治疗碗上盖一带孔纱布，将孔对准患眼熏蒸。

（2）待药液不烫时，用镊子夹取纱布蘸药液擦洗眼部。

（3）洗毕，根据需要用无菌纱布盖住患眼，用胶布固定或戴上眼罩。

3. 坐浴法

（1）将盛有煎好的中药液的盆放在坐浴架上，上盖一带孔的木盖。

（2）让病人暴露臀部，若有创面覆盖，则揭去敷料，将患处对准盖孔，坐于木盖上熏蒸。

（3）待药液不烫时，撤去木盖，让病人将臀部坐于盆内泡洗。

（4）洗毕，擦干臀部。如需换药，则在上药后敷盖无菌敷料。

 问题3：外用中成药的用药方法有哪些?

在外用中成药中，除少数如七厘散、玉真散可内服外用外，绝大多数外用药均不能内服，尤其是含汞、铅、砷等有毒成分的外用药。外用中成药同样必须根据剂型、药性、功效、主治的不同而采用不同的外用法。

1. 中成药散剂

（1）撒敷法：将药粉如生肌散、珍珠散等直接均匀地撒布在患处，再用消毒纱布或外贴膏固定，可解毒消肿、提腐拔脓、生肌敛疮。

（2）调敷法：用茶、黄酒、香油等液体将药粉调成或研成糊状敷于患处。如用茶水调敷如意金黄散，可取茶叶解毒消肿之效。黄酒可用于调敷七厘散、九分散等。

（3）吹敷法：将药粉装入硬纸筒中吹到患处，如用冰硼散吹敷可治口腔糜烂、牙龈肿痛。

2. 中成药油膏剂、水剂

这类药物多直接涂敷于患处，如紫草膏、獾膏等。

3. 中成药膏剂

橡胶膏直接贴敷患处，如伤湿止痛膏；黑膏药须加热烘软后贴敷患处，如狗皮膏。

4. 中成药膜剂

用于贴敷口腔黏膜、眼结膜、阴道黏膜患处表面，可使药物发挥局部或全身的治疗作用，如口腔溃疡膜等。

5. 栓剂

将药物置于肛门或阴道中，待药物溶化吸收后发挥局部或全身的治疗作用，如苦参栓、野菊花栓等。

第七章　内服中药

　问题1：内服中药什么时间服药效果最好？

　　汤剂一般每天一剂，分早、晚两次服用，用药时可根据病情增减次数。至于饭前还是饭后服则主要决定于病变部位和性质。一般来讲，病在胸膈以上的（心、肺），如眩晕、头痛、目疾、咽痛等应在饭后服用；在胸腹以下的，如胃、肝、肾等疾患，则要饭前服用；某些对胃肠有刺激性的药物要在饭后服用；滋补药要空腹服用；治疟疾的药要在疟疾发作前的两小时左右服用；安神催眠药应在睡前服用；急性病、呕吐、惊厥及咽喉病须煎汤代茶饮者，均可不定时服用。特殊方剂应遵医嘱。

　问题2：服用中药期间有哪些注意事项？

　　（1）服用中药汤剂时应忌烟酒，忌食辛、辣、油、腻等食物。
　　（2）皮肤病及疮伤患者应忌食鱼虾腥食物和刺激性食物。
　　（3）若与西药联用，应与西药错开时间服用。
　　（4）煎好的中药汤剂应在2℃～8℃的冰箱中保存。

　问题3：免煎中药如何服用？

　　（1）将一天药量中的各味免煎中药包装袋全部撕开，倒入容器中。
　　（2）根据药量加温开水200～300毫升（对于粉末状的免煎中药应先用凉开水调成糊状，然后再用开水冲），可根据药量的多少酌情增减加水量，搅拌使之充分混合，分早、晚两次服用或遵医嘱。间隔服用时，可根据药液的温度加热后再服用。

问题4：如何服用中成药？

（1）丸剂：丸剂又分为蜜丸（大、小蜜丸，水蜜丸）、水丸、浓缩丸、蜡丸、滴丸等。服用小颗粒的丸剂时，只需温开水送服。大蜜丸因体积大不能整丸吞下，应嚼碎或分成小粒后再用温开水送服。若水丸质硬，可用开水溶化后服。

（2）散剂、粉剂：一般可用蜂蜜加以调和送服，或药汁送服，也可装入胶囊中吞服，避免直接吞服，那样会刺激咽喉。但对于温胃止痛的散剂，如胃活散，不需用水送服，直接舔服即可，这样可使药物在胃中多停留一些时间，发挥治疗作用，一般以服后一小时再饮水为宜。

（3）膏剂：宜用开水冲服，避免直接倒入口中吞咽，以免黏在喉部引起呕吐。如八珍益母膏。

（4）颗粒剂：颗粒剂按溶解性可分为可溶型、混悬型和泡腾型，宜用温开水冲服。在服用混悬型颗粒剂时，如有部分药物不溶解，也应一并服用，以保证药效。对于泡腾型颗粒如感冒清热颗粒、板蓝根颗粒等，只能在加水泡腾溶解后服用，切忌放入口中直接冲服。

（5）糖浆剂、口服液：可以直接服用。如急支糖浆、清热解毒口服液。

（6）片剂：一般均用温开水送服。对于咀嚼片，应嚼服。含片因需含服，如草珊瑚含片，因此吞咽有困难者也不宜服用，以免气管被卡住发生危险。此外，凡肠溶片、缓释片、控释片均不宜掰开服用。

（7）胶囊剂：宜用温开水送服。如血脂康胶囊、藿香正气软胶囊、消栓肠溶胶囊。

（8）气雾剂：使用方法是将药物喷雾直接吸入，主要用于止咳平喘或开窍醒神。切忌口服。如复方丹参气雾剂。

（9）胶剂：在单独服用阿胶、鹿角胶、龟板胶等胶剂时，均可加黄酒或糖、水，隔水加热使之溶化（又叫烊化）后服用。

（10）茶剂、饮剂：须用沸水泡汁，频服代茶饮。如午时茶。

第八章　老年人常用的养生保健穴位

　问题1：足底按摩有哪些好处?

刺激足部的穴位、反射区和经络,有助于血液循环畅通,促进内分泌平衡,排除积聚在体内的废物和毒素,加强新陈代谢作用,达到自然保健的效果。

　问题2：足底按摩的常用手法有哪些?

(1)单食指扣拳法

要领:施术者一手扶持受术者的足,另一手半握拳,中指、无名指、小指的第1、2指间关节屈曲,以食指中节近第1指间关节(近侧指间关节)背侧为施力点,做定点顶压。

适用范围:肾上腺、肾、小脑和脑干、大脑、心、脾、胃、胰、小肠、大肠、生殖腺等足底反射区。

(2)双指钳法

要领:操作者的无名指、小指第1、2指关节各屈曲90°,紧扣于掌心,中指微屈后插入被按摩足趾与另一足趾之间作为衬托,食指第1指关节屈曲90°,第2指关节的尺侧面(靠小指侧)放在要准备按摩的反射区,拇指指腹紧按在食指第2指关节的桡侧面,借拇指指关节的屈伸动作按压食指第2指关节刺激反射区。

发力点:靠拇指指关节的屈伸动作带动食指对反射区发力。中指不发力,只起辅助衬托作用。

适用范围:颈椎反射区、甲状旁腺反射区。

(3)拇指指腹按压法

要领:以拇指指腹为着力点进行按压。

适用范围:内肋骨、外肋骨、气管、腹股沟等反射区。

（4）钩掌法

要领：操作者的中指、无名指、小指的第1、2指关节屈曲90°，紧扣于掌心，食指第1指关节屈曲，第2指关节屈曲45°，食指末节指腹指向掌心，拇指指关节微屈，虎口开大，形成与食指对峙的架式，形似一镰刀状。

发力点：食指第1指关节屈曲90°后顶点的桡侧（靠拇指侧）或食指末节指腹的桡侧或食指第2指关节屈曲45°后的顶点。

适用范围：足底反射区、足内侧反射区、足外侧反射区。

（5）拇指推掌法

要领：操作者的食指、中指、无名指、小指的第1、2指关节微屈，拇指指腹与其他4指对掌，虎口开大。

发力点：拇指指腹的桡侧。

适用范围：足内侧反射区、足外侧反射区、足背反射区。

 问题3：什么是足三里穴?

足三里是人体长寿第一大穴，更是"足阳明胃经"的主要穴位之一，具有调理脾胃、补中益气、通经活络、疏风化湿、扶正祛邪之功能。

 问题4：足三里如何定位及取穴?

从下往上触摸小腿的外侧，在右膝盖的膝盖骨下面可摸到凸块（胫骨外侧髁）。由此再往外，在斜下方一点处还有另一凸块（腓骨小头）。这两块凸骨以线联结，以此线为底边向下作一正三角形。而此正三角形的顶点正是足三里穴。足三里穴在外膝眼下3寸（10厘米），距胫骨前嵴1横指，当胫骨前肌上。取穴时，由外膝眼向下量4横指，在腓骨与胫骨之间，由胫骨旁量1横指，该处即是（图6-16）。

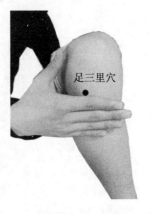

图6-16 足三里穴

问题5：如何进行足三里穴的日常保健?

（1）按摩法：每天用大拇指或中指按压足三里穴 5～10 分钟，每分钟按压 15～20 次。

注意：每次按压都要使足三里穴有针刺一样的酸胀、发热感。

（2）捶打法：用拳捶打足三里穴位也可以，一般捶打两三分钟即可。

（3）艾灸法：如果大便很稀，就用艾灸法来艾灸足三里穴位，一般灸两三分钟即可。

 问题6：什么是内关穴?

内关穴隶属手厥阴心包经，具有宁心安神、理气止痛等作用，现代常用于治疗心绞痛、心肌炎、心律不齐、胃炎、癔症等。

 问题7：内关穴如何定位及取穴?

内关穴位于前臂正中，腕横纹上 2 寸，在桡侧屈腕肌腱同掌长肌腱之间取穴。将右手三个手指头并拢，把三个手指头中的无名指放在左手腕横纹上，这时右手食指和左手手腕交叉点的中点就是内关穴。为得到确切位置，可以攥一下拳头，攥完拳头之后，在内关穴上有两根筋，实际上，内关穴就在两根筋的位置（图 6-17）。

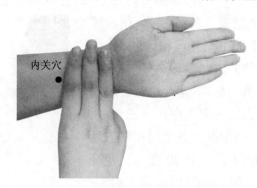

图 6-17　内关穴

问题 8：如何进行内外关穴的日常保健？

自己做保健按摩多是内外关对应着一起按摩，外关穴位于人体的前臂背侧，手脖子横皱纹向上三指宽处，与正面内关相对（图 6-18）。它是手少阳三焦经上的重要穴道，有清热解毒、解痉止痛、通经活络之功。一般每次按摩 5 分钟左右为宜。

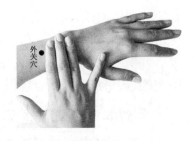

图 6-18　外关穴

问题 9：什么是三阴交穴？

三阴交穴是足部的三条阴经，也就是足太阴脾经、足少阴肾经、足厥阴肝经的交会处。三阴交穴位于小腿内侧，符合阴的特性，对女性有特殊的保护作用，可以维持年轻，延缓衰老，推迟更年期，具有健脾益气、补肝滋肾、止血止痛等功效，对于妇科疾病也有很好的疗效，是针灸治疗妇科疾病的常用穴位。

注意：孕妇忌用。

问题 10：三阴交穴如何定位及取穴？

三阴交穴在小腿内侧，当足内踝尖上 3 寸，胫骨内侧缘后方。取穴时首先正坐屈膝成直角，除大拇指外，其他四个手指并拢，横着放在足内踝尖（脚内侧内踝骨最高的地方）上方，小腿中线与手指的交叉点就是三阴交穴（图 6-19）。这个穴位在摸的时候一般都有一点胀感，压的时候会有痛感。

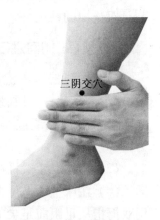

图 6-19　三阴交穴

问题11：如何进行三阴交穴的日常保健？

最简单的保健方法是按揉推拿。对于三阴交穴的按揉，不要指望一两天出效果，一定要长期坚持才能看到效果。如果能每天坚持按揉两条腿的三阴交穴各15分钟以上，就不必惧怕岁月的侵蚀。如果感觉用手指按揉比较累，可以用经络锤敲打，或者用筷子头按揉，效果也一样。也可以对该穴位进行针灸拔罐。

 问题12：什么是涌泉穴？

涌泉穴别名地冲穴，隶属足少阴肾经，为全身腧穴的最下部，乃是肾经的首穴。我国现存最早的医学著作《黄帝内经》中说："肾出于涌泉，涌泉者足心也。"意思是说：肾经之气犹如源泉之水，来源于足下，涌出灌溉周身四肢各处。可见，涌泉穴在人体养生、防病、治病、保健等方面有着重要作用。

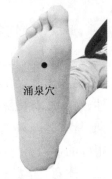

涌泉穴

图6-20　涌泉穴

 问题13：涌泉穴如何定位及取穴？

取穴时，可采用正坐或仰卧、跷足的姿势，涌泉穴位于足前部凹陷处第2、3趾趾缝纹头端与足跟连线的前三分之一处（图6-20）。

 问题14：如何进行涌泉穴的日常保健？

（1）用热盐水浸泡双脚涌泉穴。热水温度以自己能适应为度，加少许食盐，每日临睡觉前浸泡15～30分钟。

（2）用艾灸或隔药物灸，每日一次，至涌泉穴有热感上行为度。

（3）用按摩手法推搓、拍打涌泉穴。

（4）在床上取坐位，双脚自然向上分开，或取盘腿坐位。然后用双拇指从足跟向足尖方向涌泉穴处做前后反复的推搓；或用双手掌自然轻缓地拍打涌泉穴，以足底部有热感为适宜。

（5）取自然体位、仰卧位或俯卧位，用双脚做相互交替的对搓动作,也可用脚心蹬搓床头或其他器械。

 问题 15：什么是百会穴?

百会穴归属督脉,位于头顶正中央,别名"三阳五会",意思是众多经脉交汇于此。它是人体阳气集聚的地方,集中了众多经络的功能,主要可调节与头部相关的疾病,如头晕、眩晕、高血压、失眠、健忘、焦虑、老年性痴呆、中风后偏瘫等,是调节大脑功能的要穴。

 问题 16：百会穴如何定位及取穴?

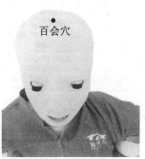

图 6-21　百会穴

百会穴位于头顶部正中心,当前发际正中直上 5 寸(图 6-21)。定位此穴时可采用正坐的姿势,通过两耳角直上连线中点来简易取此穴。

 问题 17：如何进行百会穴的日常保健?

1. 按摩法

端坐在椅子上,用手掌按摩头顶中央的百会穴,每次按顺时针方向和逆时针方向各按摩 50 圈,每日 2～3 次,可以疏通经络,提升督脉的阳气。患高血压的老年朋友每天坚持用此方法按摩,可以使血压稳定并降下来。低血压患者刺激百会穴可以起到升提血压的作用。

2. 叩击法

用右空心掌轻轻叩击百会穴,每次 10 下,有助于保持心情舒畅,解除烦恼,消除思想顾虑。

百会为诸阳之会,轻轻叩击可以起到活血通络的作用。当外感风寒出现头疼或休息不好、失眠引起头部胀痛时,可用此方法缓解。

3. 点揉法

以一手的中指或食指附于百会穴上,先由轻渐重地按 3～5

下,然后再向左、向右各旋转揉动 30~50 次。如果是体质虚弱或患有内脏下垂、脱肛等症的老年朋友,开始按揉时动作要轻一些,以后逐渐加重,按摩的次数也可随之增多。

4. 温灸法

持扶阳罐温灸该穴位,时间为 3~5 分钟,让罐体的温热、红外线及磁场刺激该穴位,可预防头昏头痛、失眠、阳气不足、神经衰弱等疾病。

坚持每天温灸,有保健长寿的功效。

（任凯 孟红燕 李春会）

家用新设备篇

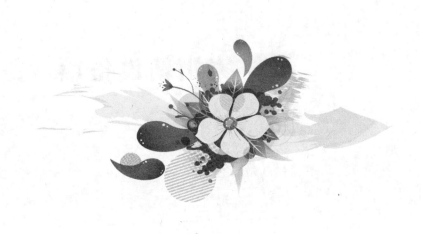

第一章　家用制氧机

 ## 问题1: 吸氧的目的是什么?

吸氧是为了纠正各种原因导致的机体缺氧状态,提高动脉血氧分压和动脉血氧饱和度。通过增加动脉血氧含量,促进组织的新陈代谢,维持机体生命活动。

 ## 问题2: 什么情况适用家用制氧机进行治疗?

下列疾病通常需要氧疗以促进康复:

(1)呼吸系统疾病:肺源性心脏病、哮喘、重症肺炎、肺水肿、气胸等。

(2)心血管系统疾病:心源性休克、心力衰竭、心肌梗死、严重心律失常等。

(3)中枢神经系统疾病:颅脑损伤、各种原因引起的昏迷等。

(4)其他:严重的贫血、中毒、大手术后、妊娠等。

家用氧疗既适用于上述疾病患者的康复和慢性期疾病的纠正,也适用于一些体弱、需重点关爱的人群(如中老年人、孕妇),以及从事高强度脑力劳动的学生、白领和备考人群等。此外,一些通风不良的公共场所(如电影院、健身房、娱乐会所等)也可使用,以改善空气质量。

 ## 问题3: 如何正确使用家用制氧机?

(1)正确安装:按说明书正确安装连接制氧机相关配件(图7-1)。

(2)吸氧导管的管理:一般常用鼻塞和鼻导管吸氧法。吸氧管应定期清洁和消毒,吸氧结束后可使用干净纱布包裹。建议每日清洁,每周更换一次新的吸氧管。

（3）正确使用湿化瓶:湿化瓶中的水位以瓶体的一半为宜,不宜过高,否则易逸出或进入吸氧管。建议使用纯净水、蒸馏水或注射用水,每天更换并且清洗,以保证用氧卫生。

（4）选择适宜的氧流量和氧疗时间。

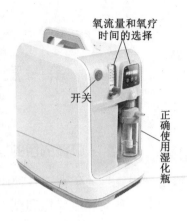

氧流量和氧疗时间的选择

开关

正确使用湿化瓶

图 7-1　家用制氧机示意图

 问题 4：如何选择合适的氧流量?

个体化治疗是氧疗的基本原则。因此建议咨询主治医师,让医生根据使用者的实际情况来选择合适的氧流量。如暂无咨询答复,或只是基于保健的目的,则建议一般性轻度缺氧患者选择 1~2 升/分钟的流量进行氧疗;对于严重缺氧的患者,建议采用 5 升/分钟以上的氧流量为妥;对于存在二氧化碳潴留的患者,建议低流量、低浓度、持续给氧治疗(一般 1~2 升/分钟),以避免中枢性呼吸抑制。

 问题 5：如何控制吸氧浓度才安全有效?

一般来说,吸氧浓度控制在 40%~60% 以内是安全有效的。若吸氧浓度 <25%,则治疗价值欠佳;若吸氧浓度大于 60%~70% 并持续超过 24 小时,则易引起氧中毒。

氧流量与吸氧浓度的换算公式如下:

吸氧浓度(%)= 21 + 4 × 氧流量(升/分钟)。

 问题 6：如何科学选择氧疗时间?

对于轻度缺氧患者,建议每日氧疗 0.5~1 小时;对于有严重的慢性阻塞性肺病(COPD)、气管炎、哮喘以及严重的心脑血管疾病患者,建议每日进行 12 小时以上的氧疗,以提高患者血氧饱和度,避免或纠正缺氧。

 问题 7:常用吸氧方法有哪些?

常用吸氧方法有鼻塞和鼻导管吸氧法、面罩吸氧法、经气管导管氧疗法、机械通气给氧法和电子脉冲氧疗法等。

(1)鼻塞和鼻导管吸氧法:这种吸氧方法设备简单、使用方便。

① 鼻塞法有单塞和双塞两种。单塞法是选用适宜的型号塞于患者一侧鼻前庭内,并与鼻腔紧密接触(另一侧鼻孔开放)的供氧方法,吸气时只进氧气,故吸氧浓度较稳定。双塞法(图 7-2)是将两个较细小的鼻塞同时置于患者双侧鼻孔供氧的方法。因为鼻塞周围尚留有空隙,能同时呼吸空气,故病人较舒适,但吸氧浓度不够稳定。

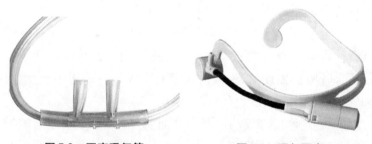

图 7-2 双塞吸氧管　　　　图 7-3 吸氧耳麦

② 鼻导管法是将导管经鼻孔插入鼻腔顶端软腭后部供氧的方法。用此法吸氧浓度恒定,但时间长了使用者鼻部会有不适感且易被分泌物堵塞。

鼻塞、鼻导管吸氧法一般只适用于低流量供氧。若流量比较大,就会因流速和冲击力很大而让人无法耐受,同时还容易导致气道黏膜干燥。目前市面上还有一种新型的家用"吸氧耳麦"(图 7-3),其原理与鼻塞、鼻导管吸氧类似,仅适用于低流量供氧。

(2)面罩吸氧法:可分为开放式和密闭面罩法。

① 开放式是将面罩置于距病人口鼻 1~3 厘米处供氧的方法。适用于小儿，一般无任何不适感。

② 密闭面罩法是将面罩（图 7-4）紧密罩于口鼻部并用松紧带固定供氧的方法。

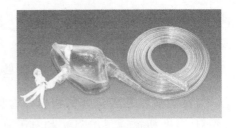

图 7-4　吸氧面罩

适用于较严重缺氧者。吸氧浓度可达 40%~50%，感觉较舒适，无黏膜刺激及干吹感觉，但氧耗量较大，存在进食和排痰不便的缺点。

（3）经气管导管氧疗法：是用一较细导管经鼻腔插入气管内的供氧方法，也称气管内氧疗。主要适用于慢性阻塞性肺病及肺间质纤维化等所致慢性呼吸衰竭须长期吸氧而一般氧疗效果不佳者。由于是用导管直接向气管内供氧，故可显著提高疗效，只需较低流量的供氧即可达到较好的效果，且耗氧量很小。

（4）电子脉冲氧疗法：是一种新的供氧疗法，它通过电子脉冲装置使设备在吸气期自动送氧，而呼气期又自动停止送氧。这比较符合呼吸的生理状态，又大大节省了氧气。适用于鼻塞、鼻导管和气管内氧疗。

（5）机械通气给氧法：即在各种人工呼吸机进行机械通气时，利用呼吸机上的供氧装置进行氧疗。可根据病情需要调节供氧浓度（21%~100%）。氧疗的氧源一般多用氧气钢瓶，并安装有表明瓶内储氧量的压力表，供氧时安装流量表，根据需要调节氧流量。

问题 8：使用家用制氧机氧疗时有哪些注意事项？

（1）密切观察氧疗效果。如呼吸困难、发绀等症状减轻或缓解，心跳正常或接近正常，则表明氧疗有效。否则，应寻找原因，及时进行处理。

（2）不宜高浓度长时间供氧。一般认为，若吸氧浓度 >60%，持续 24 小时以上,则可发生氧中毒。对慢性阻塞性肺病(COPD)急性加重患者,一般以给予控制性(即低浓度持续)吸氧为妥;若给予高浓度吸氧,则可能导致呼吸抑制,从而使病情恶化。

(3)注意加温和湿化。呼吸道内的温度保持在 37℃、湿度保持在 95%～100% 是黏液纤毛系统发挥正常清除功能的必要条件,故吸入氧应通过湿化瓶和必要的加温装置,以防止吸入干冷的氧气刺激损伤气道黏膜,致痰干结和影响纤毛的"清道夫"功能。

(4)防止污染和导管堵塞。对鼻塞、输氧导管、湿化加温装置、呼吸机管道系统等应定时更换和清洗消毒,以防止交叉感染。应随时注意检查吸氧导管、鼻塞有无分泌物堵塞,并及时更换,以保证氧疗的有效和安全。

(5)注意氧疗时的安全措施。由于氧气具有助燃性,故在吸氧时应该远离明火,不使用家用制氧机时应该将它放置在阴凉通风处。

第二章　家用呼吸机

 问题1：家用呼吸机的适应证有哪些?

家用呼吸机主要适用于限制性通气障碍、阻塞性睡眠呼吸暂停低通气综合征(OSAHS)、肺间质纤维化、慢性阻塞性肺疾病(COPD)稳定期等疾病患者。

 问题2：如何正确使用家用呼吸机?

正确使用家用呼吸机的基本步骤是:
(1)按说明书正确连接呼吸机相关配件,连接电源(图7-5)。
(2)往呼吸机加湿器中加入适量蒸馏水,注意不要过量。
(3)连接吸氧管,调节合适的氧流量。

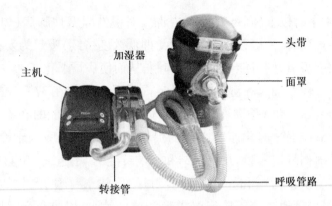

主机

加湿器

头带

面罩

转接管

呼吸管路

图7-5　家用呼吸机连接示意图

（4）正确佩戴面罩，患者面部与面罩紧密贴合，松紧度以能插入1～2指为宜，额部略松，下部略紧。

（5）打开呼吸机开关，调节相关参数。参数主要包括呼吸模式、频率、吸气压（起始压力4～8厘米H_2O）、呼气压（起始压力2～4厘米H_2O）、吸呼比、湿化温度等。

（6）密切观察患者的生命体征、呼吸状况，询问患者的感受。

问题3：家用呼吸机有哪些模式选择？

目前，家用呼吸机通常有两类：双水平呼吸机和单水平呼吸机。

（1）双水平（BiPAP）呼吸机可分别设置较高的吸气压和较低的呼气压，这样有利于患者保持气道开放和顺畅，且机器与呼吸保持同步，适合各类睡眠呼吸暂停综合征的患者以及病情较重需要无创通气治疗的患者。常见模式主要有自主呼吸（S）模式、时间控制（T）模式、自主呼吸与时间控制自动切换（S/T）模式三种。

①S模式：该模式主要适用于自主呼吸良好的患者。在S模式下，呼吸完全由患者触发，每次自主呼吸都触发吸气相高压（IPAP）和呼气相高压（EPAP）的压力支持，以保证充分的肺通气。

②T模式：该模式主要适用于无自主呼吸或自主呼吸微弱的

患者。在 T 模式下,呼吸和呼吸周期完全由机器设定,属于强制性通气,故不可应用于有自主意识的患者,否则会产生严重的人机对抗。

③ S/T 模式:该模式是上述两种模式的结合,在家用呼吸机中,该模式应用较为广泛。

(2)单水平呼吸机是一类吸气压与呼气压相同的呼吸机,可分为 CPAP 呼吸机(气道持续正压)和 Auto CPAP 呼吸机(自动调节)。前者给予患者气道持续的正压,防止气道塌陷,后者则在正压的基础上根据患者气道阻塞程度、体位等情况予以自动压力调节。目前市面上的单水平呼吸机多为自动调节型。

问题 4: 家用呼吸机在使用中有哪些情况需要特别注意?

(1)不耐受:初次使用的患者可能会感觉不适。此时应予以心理指导,调整参数和面罩松紧度,让患者尽快适应并达到人机同步。

(2)口咽干燥:这是呼吸机使用过程中较常见的表现。建议每日饮水量 2500 ~ 3000 毫升,并且调整面罩松紧度,减少漏气。若使用加温湿化器,也可有效缓解口咽干燥不适。

(3)口部漏气:使用鼻面罩的患者应尽量嘴部闭合、少说话,因为口腔漏气会直接降低疗效。必要时可调整面罩松紧度或更换使用口鼻面罩。

(4)排痰困难:若患者存在排痰困难,家属或其他护理者应定时为患者翻身拍背,鼓励患者多饮水,以利于痰液咳出。必要时可进行雾化吸入,或在专业人员指导下予以吸痰。

第三章　家用雾化吸入器（空气压缩式）

 问题1：家用雾化吸入器的适用对象及适应证？

家用雾化吸入器的适用对象和适应证主要有以下几类：

（1）呼吸道感染的患者。其作用原理是：将药液吸入呼吸道，使之均匀分布于鼻咽、气管、支气管、细支气管和肺泡，从而达到消除呼吸道炎症、减轻黏膜水肿、稀释痰液、祛痰的效果。

常见疾病或症状主要有鼻炎鼻塞、咽炎、咳嗽、声音嘶哑、急慢性咽炎、急慢性气管炎、肺炎、支气管扩张、慢性阻塞性肺病（COPD）等。

（2）哮喘、支气管痉挛的患者。其作用原理是：通过雾化吸入药物，达到解痉、保持呼吸道通畅的目的。

（3）痰液黏稠患者。其作用原理是：雾化吸入可稀释痰液，有助于祛痰和黏稠痰液排出，避免堵塞气道。

 问题2：家用雾化吸入器有哪些基本构成？

家用雾化吸入器的基本构成有主机、雾化杯（储药罐）、过滤棉、面罩、导管、口含嘴（咬嘴）等（图7-6）。

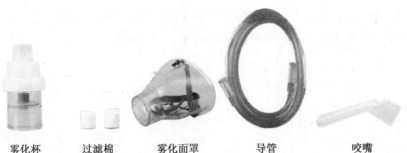

雾化杯　　　过滤棉　　　雾化面罩　　　导管　　　咬嘴

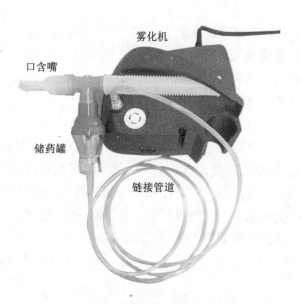

图 7-6　家用雾化吸入器的基本构成

 问题 3：如何正确使用家用雾化吸入器？

使用家用雾化吸入器的正确操作步骤是：

（1）打开雾化杯，倒入药液 1～6 毫升（勿超水位线），拧紧杯盖。

（2）将雾化杯一端连接导管，另一端连接雾化面罩或口含嘴。

（3）让患者含住口含嘴或固定好面罩。

（4）将导管与主机出气口相连。

（5）通电后打开主机开关，开始雾化。

（6）设置雾化吸入时间为 10～15 分钟。

（7）待患者吸毕，取下面罩或口含嘴，关闭主机。

（8）使用者漱口、擦去面部残留药液。

（9）清洁、整理雾化装置。

 问题 4：使用家用雾化吸入器有哪些注意事项？

（1）采取正确体位：坐位或侧卧位。

（2）注意呼吸方法：口吸气、鼻呼气，尽力延长吸气时间，使药物充分分布于呼吸道深处。

（3）雾化流量调节：一般建议成人 4～6 升/分钟。对于 COPD 患者，要求采用渐进式调节，即从小流量、低浓度开始，设置为 1 升/分钟，待气道适应后，再逐步增加雾化流量至 4～6 升/分钟，且每次雾化吸入时间控制在不超过 10 分钟。

（4）气道痰阻患者的处理：对于一些气管内有大量干燥痰液堵塞的患者，建议在使用雾化治疗时加入足量稀释痰液的药物（如 α-乳糜蛋白酶），同时勤拍背，以利于痰液排出，避免浓稠的痰液、气道分泌物堵塞支气管加重病情。必要时应予以吸痰。

（5）注意操作前后洗手，将装置清洁消毒。

（周金懿　周菊）

附　　录
老年团体健康促进活动

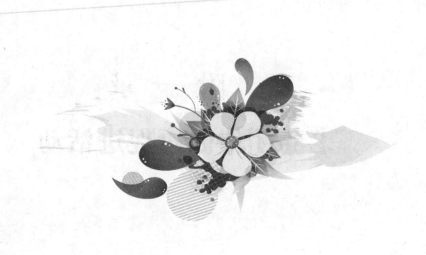

中高龄身心活化运动

中高龄身心活化运动是一套系统性的健康促进及机能恢复训练运动,运用运动疗法的原理,通过五大环节(温热运动、活力健康操、手部筋力及伸展运动、全身协调及伸展运动、团体竞技运动)达到预防照顾、机能恢复训练延缓老化、脑中风改善、失智症改善的目的。

1. 适用对象

健康、失能、失智中老年人等。

2. 物品准备

全套包含活性温热组、手指棒、健康环、高尔槌球组、高尔槟果投掷组。数量根据实际操作人数决定。

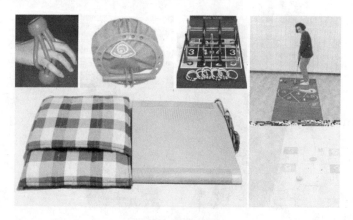

图 8-1　物品准备

3. 操作流程

(1)第一环节:温热运动

① 目的

运用活性温热组的加热板加热温热垫,让温热垫内的麦饭石产生人体可适应的温度,将温热垫置于按摩部位(如手、肩、背、膝、足等),通过按摩可让被按摩部位变得更温暖及柔软,减少因身体僵硬而造成的运动伤害。

② 操作顺序

依序对由手部、肩部、颈背部做温热运动。

寒暄→手腹按压手部→手部"日"字形敲打20下(注意律动)→手部敲打20下+唱歌→肩部敲打20下→颈背部敲打20下→深呼吸3次+肩部上提3次→肩胛敲打20下→背部脊椎敲打20下→深呼吸3次+手部外转5次+手部内转5次→请长辈将毛巾收好。

③ 注意事项

a. 按压老人手指头时须使用指腹并运用身体重心力量来使力。

b. 进行温热按摩时要注意老人的神情及状况。

c. 敲击老人背部时要注意力度是否适中。

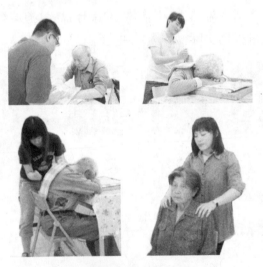

图8-2 温热运动

(2) 第二环节:活力健康操

① 目的

借由4个基本动作(双手击掌、攀岩高峰、屈臂振翅、胜利欢呼)伸展四肢肌肉和关节,刺激穴道,促进血液循环,为活动前的暖身操,可使身体活络,减少及防止未暖身带来的运动伤害,在做动作的同时大声数数可训练肺活量。

② 操作顺序

双手击掌→肩部旋转放松→攀越高峰→肩部旋转放松→屈臂振翅→肩部旋转放松→胜利欢呼→肩部旋转放松→深呼吸 3 次。

③ 注意事项

a. 协助老人动作时,动作轻柔且须托住其关节,以免受伤。

b. 操作不宜过快或忽快忽慢。

c. 鼓励老人站起来做运动。

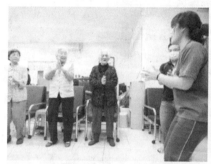
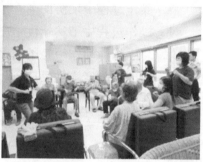
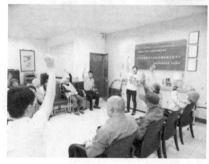
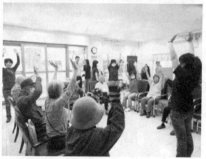

图 8-3　活力健康操

（3）第三环节:手部筋力及伸展运动

① 目的

借由手指棒的揉搓、紧握、锤打进行手部、肩部、躯干、腿部、脚部等各部位的按摩,进而促进手部穴位、增强握力、放松肌肉、刺激脑部活动等,再加上团体带动的设计,在活动中以丹田的力量喊出声音或唱歌,可训练喉部肌肉力量及丹田力量。

② 操作顺序

发手指棒→肩部敲打(左右)→下肢敲打→搓手掌 10 下(胸前)→搓手掌 10 下(双手伸直)→按摩双手(指尖、手背、大拇指)→握力运动(前上横下)10 下→握力运动(前上横下)10 下 + 唱歌→套手指棒→开闭运动(前上侧下)10 下→开闭运动(前上侧下)10 下 + 唱歌→脱手指棒→搓手掌 10 下(胸前)→按摩双手(手背)→按摩大腿→收手指棒。

③ 注意事项。

a. 操作过程中须协助老人,不可过于勉强。

b. 操作过程中节奏速度适中,不要忽快忽慢。

c. 套手指棒动作须轻柔,有耐心,事先询问老人意愿。

d. 适时注意老人的反应,避免因疼痛而不愿活动。

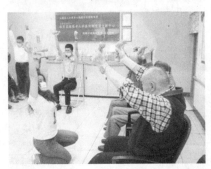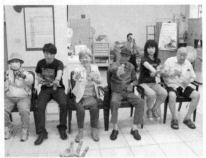

图 8-4　手部筋力及伸展运动

(4) 第四环节:全身协调及伸展运动

① 目的

运用健康环进行有氧健身,训练膝关节、脚趾头及手臂的力量,在全身律动的同时训练全身的协调性,进而达到增进内脏机能、平衡机能、反射神经机能、提高记忆力、集中力、活化脑细胞等效果。由膝盖股四头肌的力量带动手臂及全身,能训练身体的协调性以及握力耐力。

② 操作顺序

由头部至身躯部的伸展姿势开始,再进行健康环全身有氧运动。

发健康环→(不用轮环)坐着·伸展运动10下(后、前、左、右)→手部暖身10下(上、前、下)→手部暖身10下(左、前、右)→手部暖身10下(右、前、左)→颈部伸展运动10下(上、前、下)→颈部伸展运动10下(向左点头、向前点头、向右点头)→颈部伸展运动10下(向右点头、向前点头、向左点头)→颈部伸展运动10下(左转、前、右)→颈部伸展运动10下(右转、前、左)→颈部伸展运动(左转一圈)→颈部伸展运动(右转一圈)→休息→发轮环→顺时回转30下→顺时回转30下(手伸直)→逆时回转30下→逆时回转30下(手伸直)→单手摇健康环→深呼吸3下→结束收健康环。

③ 注意事项

a. 操作过程中节奏速度适中,不要忽快忽慢。

b. 协助摇健康环时要有耐心。

c. 适时注意老人的反应,避免因无法摇动健康环而不愿活动。

d. 注意安全距离,避免受伤。

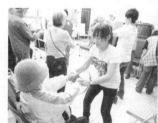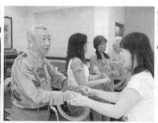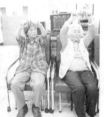

图8-5　全身协调及伸展运动

(5) 第五环节:团体竞技运动

① 目的

运用高尔槌球及高尔槟果投掷训练老人从事精准性运动来活络脑部思绪,同时训练身体协调性以及分数计算能力。这是具有运动、复健、竞赛等功能的活动,在抓握球杆、打击姿势、打击方法、专注投掷、计分结果等技巧的运用下,参与者集中精神、努力求得好成绩,在愉快的气氛中,能显著改善身体机能及精神状况,能重新认识身旁的事物。

② 操作顺序

准备场地→协助老人脱鞋站立→调整器具(球杆、球或投掷距离)→老人开始游戏(从旁协助及鼓励)→游戏结束→协助老人算分数→执行第二次→计分→协助老人回座位。

③ 注意事项

a. 协助老人进行活动,注意安全。

b. 操作过程中须协助老人,不可过于勉强。

c. 营造气氛,鼓励老人活动。

④ 运动规则

a. 高尔槌球规则(碰撞打击法)

竞赛规则:

对四角得分区域的打击。

打击球数:

6球(①号、②号、③号、④号、⑤号、⑩号)。

打击方法:

依通常打击方式槌打(球的打击顺序自由)。

打击开始:

Ⅰ. 打击时,脚可踏在开始在线,但不可超出开始线(脚可踩在比赛垫子外,亦不可超出开始线),身体不便者容许以最适状态实施打击。

Ⅱ. 球设置于开始在线或开始线内(任何位置)打击。

Ⅲ. 打击后球未超出开始线时可重新打击。但若打击后因碰触子球致使其滚回开始在线或开始线内时视同出界,则该球不得再打击且须移至垫外。

相撞打击:

Ⅰ. 打击的球碰触不在"得分区域"的球时可实施相撞打击。打击的球为"母球",被碰触的球为"子球",相撞打击成立时,"母球"与"子球"可实施打击,打击顺序为"子球"先"母球"后。

Ⅱ. "母球"可再次执行相撞打击,碰触不在"得分区域"的子球,则"子球"与子球 不能执行相撞打击。打击"子球"在非"得分区域"碰触子球时,应视为无效,须把该"子球"及子球移至垫外。

碰触(☆):

Ⅰ.碰触后"子球"滚至垫外,"母球"可实施打击,亦可执行相撞打击。

Ⅱ.碰触后"母球"滚至垫外,"子球"可实施打击。

Ⅲ.碰触后"子球"进入"得分区域"时不能实施相撞打击,但"母球"可打击,亦可执行相撞打击。

Ⅳ.碰触后"母球"进入"得分区域"时不能实施相撞打击,但"子球"可实施打击(不可碰触其他子球)。

Ⅴ."母球"或"子球"进入"得分区域"时,均不能实施打击。

Ⅵ."母球"碰触"子球"后,"子球"再间接碰触不在"得分区域"的子球,被"子球"碰触的子球停止于"得分区域"外时,停留在移动位置,等"子球"打击完后,须由"母球"碰触该子球变成"子球"后,才能打击。被"子球"碰触的子球若进入"得分区域"则应视为犯规,须把该子球移至垫外。被碰触之"子球"若间接碰触得分区域之球后停留于得分区域外,则该"子球"即变成子球,不得再打击(须再由另一"母球"执行相撞打击后才可实施打击,具体请参照注意事项Ⅰ、Ⅱ)。

Ⅶ.打击的球碰触到"得分区域"的球后,停留在"得分区域"的球停留在移动位置,而离开"得分区域"且未超出底线时,该球无论是"母球"或"子球"均不能实施打击,须再由另一"母球"执行相撞打击后才可实施打击。

放弃打击:

相撞打击成立后,亦可放弃"子球"或"母球"打击(一定要告知裁判,且放弃后不得反悔)。

二次碰触:

Ⅰ.比赛中相撞打击成立后,打击"母球"在非"得分区域"再次同"子球"碰触或打击"子球"在非"得分区域"再次同"母球"碰触,均应视为犯规,须把该"子球"及"母球"移至垫外。

Ⅱ.比赛中相撞打击成立后,当打击"母球"在"得分区域"再次同"子球"碰触时,则"子球"应在移动位置,无须把该"子球"移至垫外。

连续碰触:

打击"母球"连续碰触2个以上的子球时,在相撞打击成立后,被碰触的"子球"不必照碰撞顺序皆可打击,母球可有2次以上打击机会(但须于碰触另一子球前完成)。

得分判定基准:

以比赛垫子上的得分区域号码为得分依据,球体号码与得分区域号码相同时,则为双重得分(分数2倍)。

A.有效:由上垂直观之,球体完全进入一个号码区域且未超出白线外侧即为有效。

B.无效:球体落于得分区域外即为无效(超出白线外侧)。

C.无效:球体落于两个(或两个以上)得分区域即为无效。

D.有效:只要球体边缘部分接触⑩得分区域即为有效(包括压白线及落于两个得分区域)。

E.一球有效:得分区域虽进2球以上,但只算一球有效(双重得分优先)。

(注:⑩ 得分区域不限进球数,皆为有效。)

注意事项:(☆☆)

Ⅰ."得分区域"外围以白线外侧为基准,从正上方观之,球体一旦压白线外侧,即视同进入"得分区域"。

Ⅱ.竞赛规则中的"子球"为可实施打击之球,而规则中的子球为不可实施打击之球(以有无""为区分)。

Ⅲ.所有比赛人员(包含参赛人员、指导人员)均不能用手触碰比赛进行中之球及比赛结果确认前之球(在开始在线之球除外);如有该严重犯规行为,被碰触之球将被移至垫外(但若碰触前为"-5"分,则要照扣,不必移除)。

Ⅳ. 打击"子球"时若球槌亦碰触到"母球",则该"母球"视同已经打击过,不得再打击,该"母球"停留在移动位置。打击"子球"时若球槌亦碰触到另一子球,则该子球将由裁判移回原位置,继续进行"母球"打击。

Ⅴ. 打击时,参赛人员若不小心以脚碰触"得分区域外"之球,导致该球移动位置,则该球将由裁判移回原位置,继续进行打击;若参赛人员(或指导人员)是故意碰触,则为蓄意犯规,该球将被移至垫外并停止打击,且须从开始线重新打击。严禁以脚碰触"得分区域内"之球,被脚碰之球将被移至垫外并停止打击,须从开始线重新打击(但碰触前若为"−5"分,则要照扣,不必移除)。若发球区已无球,则比赛终止。

注意事项:(☆☆)

Ⅵ. 比赛进行时,参赛人员的脚可以自由踩在比赛垫子的任何地方,包含得分区域,亦可踩在比赛垫子外(在开始在线打击时除外)。

Ⅶ. 比赛进行时,请服从裁判之指示,有疑义发生时,由指导员或领队请总裁判当场仲裁,事后抗议无效。

Ⅷ. 每一参赛队伍可有领队及1位指导员在场边指导,其余人员请勿干扰比赛(指导员不可踩在比赛垫子上指导)。

Ⅸ. 分数经由裁判判定及参赛人员(或指导人员)认可后,赛后不得有异议。

Ⅹ. 比赛相关规则若有变动或有未竟事宜,以大会宣布为准。

b. 高尔槟果投掷规则

竞赛方式:

Ⅰ. 投掷圆环时,投掷者必须先站在开始线后,方可进行比赛(不得踩线)。

Ⅱ. 投掷圆环时,可依号码投掷, 也可随意投掷。

Ⅲ. 比赛时每次投掷1个套环,投掷11个为一个回合(PK赛可另订规则)。

投掷圆环：

11 个圆环。(①号×2、②号×2、③号×2、④号×2、⑤号×2、⑩号×1)

得分判定：

以得分杆的号码为得分依据,当圆环号码与投掷到的得分杆号码相同时,则为双倍得分(分数2倍)。

Ⅰ. 一般得分

A. 以得分杆的号码为分数。

B. 若圆环投掷到"-5"得分杆,则倒扣5分,依此类推。

C. 若5号圆环投掷到"-5"得分杆,则倒扣10分,依此类推。

D. 同一个得分杆若有多个圆环,则把得分杆的号码数字乘以投中圆环数。

E. 若圆环同时投掷到"10"与"4"得分杆,裁判须喊暂停,看是否关系到联机得分,然后再将该套环放在最有利之得分杆上。

Ⅱ. 槟果(联机)得分

A. 若圆环同时投掷到"3分""4分""10分""4分""3分"的位置成为一列,则总得分再加上30分。

B. 若圆环同时投掷到"5分""10分""5分"的位置成为一列,则总得分再加上20分。

C. 若圆环同时投掷到"2分""4分""1分"或"1分""4分""2分"的位置成为一列,则总得分再加上10分。

D. 与"-5"形成的联机,没有加分。

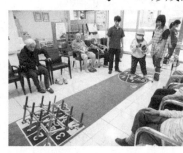
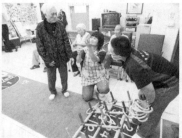
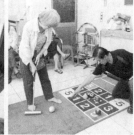

图8-6　团体竞技运动

加贺谷·宫本式音乐照顾

加贺谷·宫本式音乐照顾是运用音乐的介入,在养老院、共同生活的空间等场所内通过各种不同乐器,利用音乐的特性给被照顾者以身心的刺激,进而增进人与人之间的关系及促进情绪安定的一种护理方法。重要的是它能促进运动感觉和智能方面的改善,使被带动者的身心和生活有更好的改变,活得更有尊严。

其主要效果有:

➢ 彼此关系的增进及改善

➢ 建立沟通

➢ 安定情绪

➢ 减轻行动的不安

➢ 让生活有意义

➢ 训练身体机能

➢ 自我管理

➢ 具有放松及疏解的效果

➢ 注意力集中

➢ 预防照顾

其他效果有:

➢ 引发身体运动→复健训练→协助成长

➢ 依据歌唱的效果

➢ 回想以前的事

➢ 调整呼吸

➢ 引发说话能力

➢ 乐器演奏

➢ 训练机能

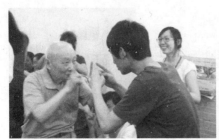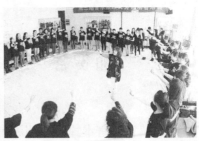

图 8-7　音乐疗法

1．适用对象

健康、失智、失能中老年人、精神障碍者等。

2．物品准备

手摇铃、三角铁、铃鼓、大鼓、双头木鱼、高低音木鱼、红蓝沙筒、沙铃、鸡蛋沙铃、铜钹、风铃、鸣子响板、木槌、气球伞、教学用音乐疗法 CD 片等 1 套,数量根据实际操作人数决定。

3．实操流程

（1）场地及队形排列

需要较空旷的场地,根据参加者人数将椅子排成一个圆圈,椅子中间的距离以伸出双手碰不到对方为宜,指导者站于圈内,观察与带动参加者。

（2）操作步骤

运用上述乐器或随手可得的物品如报纸、塑料袋、毛巾等器材,配合经过设计的专用音乐进行活动带动。在活动带动中指导者尤为重要,带动者必须熟悉乐曲并且能够配合乐曲的节奏熟练带动参加者,使参加者能够随着音乐动作放松心情,感受音乐带给人心的震撼与感动,并能刺激听觉、视觉、触觉等功能。

（3）曲目带动示范（以一首曲目为带动示范进行分解,仅供参考）

① 带动示范曲名:河川的帽子与爱丽丝(音乐照顾活动带动专用 CD 蓝 1）。

② 目的:以此首曲目作为评估曲目,运用此首曲目对于参加

者的身心状况进行评估,评估范围包含手部机能、精神状况、情绪状况、反应能力、听力状况、视力状况等,此评估结果将作为后续曲目带动参考基准,从而即兴规划后续带动曲目,达到活跃气氛、舒活筋骨、愉悦心情、增进关系的目的。

③ 带动示范:双手合掌于胸前→随着音乐开始搓手→交叉搓指间→双手慢慢放下→轻轻抬起→双手慢慢放下→轻轻抬起→双手放下→轻轻抬起到最高处(根据个人情况,不得强迫)→双手慢慢放下→音乐结束后拍手鼓励并称赞参加者。

4. 注意事项

(1) 带动者必须接受正式的加贺谷·宫本式音乐照顾指导员课程并取得资格证书,才可以开始实务带动,带动时须掌握带动技巧、曲目安排规则等要点。

(2) 带动时应观察每位老人的身心情况,根据现场参加者的情况选曲并进行带动。带动时以技巧性引导为主,适时安排护理人员在旁协助,避免强迫。

中高龄健康舒压操

中高龄健康舒压操是运用简单的道具,利用捶、滚、挤、搓等动作达到按摩全身、塑身健体、调整姿势等目的的舒身减压运动。整套活动包含四大环节,分别为元气摇摇操、元气滚滚操、手足爽爽操、足部拉筋舒缓操,这套操简单易懂,容易上手,趣味性强。

1. 适用对象

健康、失能、失智老人。

2. 物品准备

元气摇摇棒、元气大滚轮、脚底按摩器＋按摩球、足部拉筋板,数量根据实际操作人数决定。

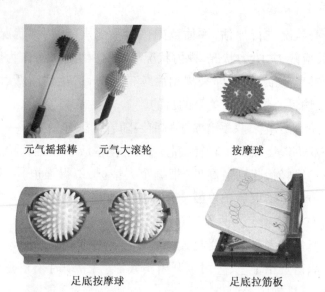

| 元气摇摇棒 | 元气大滚轮 | 按摩球 |

| 足底按摩球 | 足底拉筋板 |

图8-8 健康舒压操用具

3．实操流程

（1）第一环节：元气摇摇操

① 目的

发挥元气摇摇棒的特性，握住握把轻轻摇动即可做捶敲的动作，运用捶敲的方式针对定点的疼痛进行按摩舒缓，按摩手掌、脚底及身体各部位的穴道，促进血液循环以及新陈代谢，有助于消除全身的疲劳和肌肉酸痛。

② 操作步骤

a. 上身捶敲：左肩 10 下→左手臂外侧肩部开始向腕部 10 下→左手臂内侧由腕部向腋下 10 下→左肩胛骨 10 下→左腰背 10 下→左手掌抓握 5 下→右肩 10 下→右手臂外侧由肩部开始向腕部 10 下→右手臂内侧由腕部向腋下 10 下→右肩胛骨 10 下→右腰背 10 下→右手掌抓握 5 下。

b. 下身捶敲：左大腿上侧由上至下 5 下→左小腿前侧由上至下 5 下→左小腿后侧由下至上 5 下→左大腿后侧由下至上 5 下→右大腿前侧由上至下 5 下→右小腿前侧由上至下 5 下→右小腿后

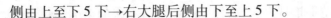

侧由上至下 5 下→右大腿后侧由下至上 5 下。

③ 注意事项

捶敲时请注意力度,避开伤口。

(2) 第二环节:元气滚滚操

① 目的

发挥元气大滚轮的特性,运用滚动的方式针对定点的疼痛按摩腿部、颈背部,消除疲劳和肌肉酸痛。

② 操作步骤

a. 站立或坐在椅上,双手握住元气大滚轮来回滚动并数数(右大腿上侧 10 下→右小腿上侧 10 下→右小腿后侧 10 下→右大腿后侧 10 下→左大腿上侧 10 下→左小腿上侧 10 下→左小腿后侧 10 下→左大腿后侧 10 下)。

b. 两人为一组相互按摩(颈椎 10 下→脊椎 10 下→左肩胛骨 10 下→右肩胛骨 10 下→腰部 10 下)。

c. 大家围成圆圈,后者为前者进行背部按摩,边唱歌边移动。

③ 注意事项

滚动按摩时请注意力度,脂肪较少部位要轻柔,避开伤口。

(3) 第三环节:手足爽爽操

① 目的

发挥足底按摩器与按摩球的特性,针对足底、手心进行搓揉按摩,减轻足部压力,放松手部,促进血液循环,团体带动趣味性强。

② 操作步骤

a. 坐在椅上,将双脚放在脚底按摩器上持续按摩。

b. 双手正向揉搓按摩球→反向揉搓→双手按压 5 下。

c. 双手伸直至正前方正向揉搓按摩球→反向揉搓→双手按压 5 下。

d. 双手伸直至 45 度正向揉搓双手→反向揉搓双手→双手按压 5 下。

e. 大家围坐成圆圈,双脚放在脚底按摩器上持续按摩,右手握住按摩球,左手拍打大腿,数到第四下时将右手的按摩球传递给下一位。请大家一同唱歌,期间可左右更换传递方向,训练被带动者的反应能力。

③ 注意事项

需要注意被带动者的坐姿,以防摔落。

(4) 第四环节:足部拉筋舒缓

① 目的

利用人体自身重量来调整人体的不良姿势,改善因姿势不良造成的下背痛,可帮助脚后筋过于紧的使用者达到提臀的效果。

② 操作步骤

a. 使用时,应先进行脚部热敷或脚部暖身。

b. 两边角度可随两脚所能承受的角度分别进行调整。

c. 如果要使用第 6 段(45°),须经专业医师评估同意。

d. 站立时间以 15～20 分钟为宜。

e. 若双脚矫正角度不同,可调整脚踏板度数。

③ 注意事项

脚部受伤者请勿使用。若欲使用,应征得专科医师及患者专业治疗师的同意。

(韩菊)